肺は超音波で聴け！

肺エコーの

編著
鈴木昭広
東京慈恵会医科大学 麻酔科学講座 教授

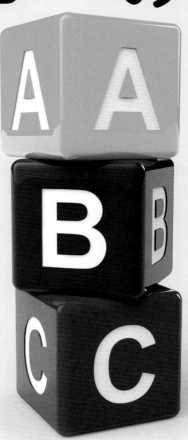

序文にかえて

　世の中には，心エコー，頸動脈エコー，甲状腺エコー，乳腺エコーなど，各臓器に特化した名前のついた超音波手法が存在する。しかし，心エコーがあるのに対し，一蓮托生で結ばれる"肺"の超音波手法，いわゆる"肺エコー"という名前が浸透してきたのはきわめて最近になってのことであろう。今，肺エコーは急速に社会的地位を確立し，初期研修医レベルで実際に利用する者が出始めるなど，爆発的な広がりを見せている。

　筆者が肺をエコーでみる必要性に駆られたのは，救命センターに所属し，ドクターヘリ活動などでも遭遇する外傷の初期対応であった。『外傷初期診療ガイドラインJATEC』においては，ショックの鑑別のために，外傷で頻度の高い出血性ショックと閉塞性ショックを診断するためのFAST (focused assessment with sonography for trauma) というプロトコールがある。プローブを当てて，胸腔や腹腔など体腔内の出血を検索し，また心タンポナーデにもあたりをつけ，循環不全の重要な原因を探して即座に対処する。FASTは「出血があるのか？」という問いに対して"YES or NO"の二者択一の答えを提供してくれるパワフルな手法で，循環血液量減少性ショックと，閉塞性ショックの心タンポナーデのほとんどを見出してくれる。しかし，外傷時に同様に遭遇する緊張性気胸に関しては，JATECでは視診，聴診，触診，打診など評価者の主観に基づく判断で迅速に対応することが求められている。とはいえ，肥満患者などではそもそも聴診も打診も所見としてはっきりしないことも多々ある。

　当時，胸腔ドレナージの経験が浅い自分にとっては，自分だけの考えに基づいて治療を決定することにどうしても自信が持てず，誰の目にも明らかで客観的な，しかもその場にいるスタッフの誰もが同時に情報を得てゴーサインをもらえるようなツールが欲しかった。たとえば，はじめは循環異常をきたさない単なる気胸が経時的に悪化して緊張性気胸に至ることもある。そこで，「FASTでおなかをみるついでに，超音波で気胸があるかないかもみられないのだろうか？」と考えるようになった。しかし，当時は"気胸""エコー"など日本語で検索しても論文が見当たらなかった。ベテランの救急医なら"五感"で判断し，「気胸が予想される患者で陽圧換気が必要なら予防的なドレーンもあり」というスタンスで，「X線で緊張性気胸を撮影するのは，自分がおバカな医者だという証拠写真を残すに等しい」という風潮であった。つまり，他の臓器では当たり前に行われる画像診断プロセスの中で，肺だけは「超音波で観察する」というオプションが存在していなかったのである。

そこでまず，自然気胸等の手術のために病院に紹介されてくる場合など，病棟に直接入院させてもよい患者を，「入院検査一式などを出す手伝いをします」という名目で，わざわざ救急外来で引きとめることにした。術前のX線やCTが揃っている"答えがある状態"で，超音波で左右を見比べるのが目的である。しかし，短い時間で所見をじっくりとることはできず，しかもそのような患者が頻繁に来院するわけでもないため，きわめて効率が悪かった。

次に取り組んだのが，肺の手術を行う患者での経過観察であった。手術前に肺を超音波で観察し，開胸している最中，洗浄液が入っている状態，傷を閉じる前，と見比べていると，胸膜の動きが変化すること，気胸の際にはA-lineという多重反射が際立つことなどがようやく理解できるようになった。そこで，多重反射のA-lineに対して「"ミルフィーユサイン"と名づけようか？」など同僚と相談していた頃，ある救急医とのメールのやり取りの中で「海外ではずいぶん前から気胸のエコーについての論文があったはずだ」との意見をもらった。これがきっかけで，LUCI（Lung Ultrasound in the Critically Ill）の大家であるLichtensteinの論文と出会うことになった。「自分が発見した！」と考えていた所見のすべて，それどころかそれ以外の肺の詳細な観察に対しても，彼はほとんど名前をつけ終えるほど"lung ultrasound"というものが確立されていたことを知り，落胆どころか感嘆を覚えたことは今でもはっきりと覚えている。その点で残念な気持ちはあったものの，彼の論文や著書は私の超音波を"単なる我流"から裏づけのある系統的なものに変えてくれ，救急で肺エコーにいそしむ生活はより充実していった。こうして書籍や講演会で紹介する機会が増え，肺エコーの書籍なども刊行するに至る。

そんな折，北海道で開かれた日本超音波学会の学術集会において急性期超音波と肺エコーを紹介する講演を行った際に，札幌医科大学大名誉教授の名取 博先生に呼び止められた。わが国では，筆者が生まれた頃から"呼吸器超音波"が行われてきたことを聞かされ，またも感嘆することとなった。

たまたま必要に駆られて実施した肺エコーが，その後，東西両横綱とも言えるDr. Lichtenstein，名取先生をはじめ，全国でLUCIや呼吸器超音波に携わる人々との出会いをもたらしてくれた。結局，肺エコーで新しい知見を見出したのでもなく，たまたま肺に関する超音波の存在を世に知らしめるきっかけとして「"小さな起爆剤"くらいにはなれたのかなぁ」というのが現在の心境である。温故知新の諺の通り，今でも目新しいようなことが，過去のLUCI，呼吸器超音波で既に示されており，学ぶべきことは多い。同時に，世界でも並行して新しい肺エコーの取り組みが進行している。

自分自身も追いつけないスピードでめまぐるしく世の中が変わっている中，本書では肺エコーの新しい情報をお伝えできれば幸いである。

2018年9月　　編者　鈴木昭広

目　次

はじめに

肺エコーの歴史　2

肺エコーの基本

Q 1 超音波とは何ですか?　8

Q 2 なぜゼリーが必要なのですか?　10

Q 3 肺エコーで用いる超音波の設定はどうすればよいですか?　12

Q 4 リニア型プローブの特徴を教えてください　14

Q 5 コンベックス型プローブの特徴を教えてください　15

Q 6 セクタ型プローブの特徴を教えてください　16

Q 7 マイクロコンベックス型プローブの特徴を教えてください　18

Q 8 肺エコー描出において，決まったプローブの持ち方はありますか?　20

Q 9 プローブはどのように当てていけばよいのでしょうか?　21

Q 10 フリーズとは何ですか?　どのような意味があるのでしょうか?　25

Q 11 ゲインの設定について教えてください　26

Q 12 視野深度 (デプス) について教えてください　28

Q 13 フォーカスについて教えてください　30

Q 14 オリエンテーションマーカーとインジケーターの役割は何ですか?　32

Q 15 画像描出の方位には決まったルールがありますか?　34

Q 16 肺エコー実施時に気をつけたいアーチファクトを教えてください　36

Q 17	胸壁の正常構造はどのようになっていますか?	38
Q 18	bat signとは何ですか?	41
Q 19	肋骨の描出のコツを教えてください	43
Q 20	肋軟骨の描出のコツを教えてください	45
Q 21	胸骨はエコーでどのように見えますか?	47
Q 22	lung slidingとは何ですか?	50

コラム ── 自分の手でできる! bat signとlung sliding　　53

Q 23	seashore signとは何ですか?	54
Q 24	lung pulseとは何ですか?	57
Q 25	Mモードでlung pulseを観察するとどのようになりますか?	59
Q 26	A-lineとは何ですか?	61
Q 27	A-lineができるしくみを教えてください	63
Q 28	B-lineとは何ですか?	65
Q 29	B-lineの見えるしくみを教えてください	67
Q 30	comet tail artifactとは何ですか?	70
Q 31	curtain signとは何ですか?	72

コラム ── curtainの先進部は横隔膜ではない!　　75

| Q 32 | spine signとは何ですか? | 76 |

コラム ── 胸筋の見え方とPECSブロック　　78

コラム ── 傍脊椎ブロック描出のコツ, ご紹介します　　79

コラム ── 肋間神経ブロックでは局所麻酔薬中毒に注意!　　80

気　胸

Q 33	気胸を診断するための描出部位はどこが適切ですか?	82
Q 34	気胸を否定できる所見とは何ですか?	84
Q 35	stratosphere signとは何ですか?	86
	コラム ── ゼリーでできる! stratosphere sign	88
	コラム ── バーコードサインと呼ばないで?	89
Q 36	気胸を確定できる所見とは何ですか?	90
	コラム ── lung pointではなくheart point?	92
Q 37	皮下気腫はどのように見えますか?	93
	コラム ── 中心静脈穿刺では穿刺前後に気胸もチェック!	95

sonographic interstitial syndrome

Q 38	multiple B-linesとは何ですか?	98
Q 39	diffuse multiple B-linesとは何ですか?	101
Q 40	sonographic interstitial syndromeとは何ですか?	104
	コラム ──"間質症候群"の名称はなくなる⁉ 間質症候群の名前の由来	106
Q 41	肺炎，心原性肺水腫，ARDSの鑑別方法を教えてください	107
	コラム ── なぜ"間質"でないのか:放射線科の視点	112
	コラム ── なぜ"間質"でないのか:呼吸器内科の視点	115

胸　水

Q 42	quad signとは何ですか?	**118**
Q 43	sinusoid signとは何ですか?	**120**
Q 44	胸水の量の評価方法を教えてください	**122**
Q 45	胸水の質の鑑別方法を教えてください	**124**
Q 46	エコーを利用した胸腔ドレーンの留置方法を教えてください	**126**
Q 47	無気肺はどのように見えますか?	**129**
Q 48	無気肺のjellyfish signとは何ですか?	**131**

横隔膜

Q 49	zone of appositionとは何ですか?	**134**
Q 50	横隔膜機能の評価 (Tdi, TF, TR) について教えてください	**136**
Q 51	横隔天蓋のexcursion法とはどのような評価法ですか?	**139**
Q 52	横隔神経麻痺について，小児での評価法を教えてください	**142**
Q 53	横隔神経麻痺について，EXdiやTFは実際の麻痺例ではどのようになっていますか?	**144**

胸壁腫瘍・肺炎

Q 54	肺エコーで胸壁の病変はどのように観察されますか?	**148**
Q 55	胸膜の病変はどのように観察されますか?	**150**
Q 56	肺エコーの血流診断にはどのようなものがありますか?	**153**
Q 57	肺エコーの血流診断は何に役立ちますか?	**156**

Q 58	肺の造影エコーとはどのようなものですか?	**159**
Q 59	単純肋骨骨折や病的肋骨骨折はどのように観察されますか?	**162**
Q 60	胸膜に接する肺内病変 (胸膜下病変) はどのように観察されますか?〈良性病変〉	**164**
Q 61	胸膜下病変はどのように観察されますか?〈悪性病変〉	**166**
Q 62	肺エコーにおいてconsolidationやair bronchogramはどのように観察されますか?	**168**

小児の肺エコー

Q 63	小児での肺エコーは成人とどのように違うのですか?	**172**
Q 64	小児の肺炎診断において,X線ではなくエコーでフォローするメリットを教えてください	**175**
Q 65	どのような場合に,肺炎を疑って超音波スクリーニングをすればよいですか?	**178**
Q 66	小児で肺炎を疑わせるようなエコー所見とはどのようなものですか?	**180**
Q 67	小児における肺炎のフォローアップの実際を教えてください	**182**
Q 68	慢性肺疾患のフォローアップにエコーは有効ですか?	**184**

肺エコーを含むプロトコール

Q 69	FAST,E-FASTとは何ですか?	**188**
Q 70	BLUEプロトコールとは何ですか?	**190**
Q 71	FALLSプロトコールとは何ですか?	**192**
Q 72	SESAMEプロトコールとは何ですか?	**194**
	コラム ── 肺エコーを手軽に学べる講習会	**198**

索 引　　　　　　　　　　　　　　　　　　　　　　　　　　　**200**

執筆者一覧

編 著

鈴木昭広　東京慈恵会医科大学 麻酔科学講座 教授

執筆者 (執筆順)

秋吉浩三郎　九州大学病院 麻酔科蘇生科 講師

丹保亜希仁　旭川医科大学 救急医学講座 講師

笹川智貴　旭川医科大学病院 麻酔科蘇生科 准教授

吉田拓生　東京慈恵会医科大学 麻酔科学講座・集中治療部

小高光晴　東京女子医科大学東医療センター 麻酔科 臨床教授

三角茂樹　東京慈恵会医科大学 放射線医学講座

浜崎直樹　塩谷内科診療所 副院長

下薗崇宏　神戸市立医療センター中央市民病院 麻酔科・集中治療部

西周祐美　東京女子医科大学病院 集中治療科

福原信一　兵庫県立淡路医療センター 小児科 部長

櫻井淑男　埼玉医科大学総合医療センター 小児救命救急センター 准教授

はじめに

はじめに

肺エコーの歴史

CHECK

- わが国での肺エコーは，60年前に始まってから専門的な発展を遂げてきた
- 欧米では，呼吸器内科だけではなく救急集中医により発展してきた
- しかし，過去には肺を超音波で見ることは社会的に広く認識されなかった
- 近年の超音波装置の普及がポイントオブケア超音波の発達を後押しし，急速に肺エコーへの注目が集まってきた
- 今日では，人体最大の臓器である肺は"超音波で診るべき"と広く認知されるようになった

■ 解　説

わが国での肺エコー

　肺エコーを含む呼吸器領域の超音波について，わが国でも実は60年近く前から試みられてきたことをご存知でしょうか？　1959年には和賀井らのグループがAモードを用いた肺腫瘍，肺結核，胸膜炎に対する臨床応用の論文を作成し，呼吸器超音波の礎を築きました[1]。その後Bモード画像の撮像も可能になってきましたが，この頃のエコー機は当然ながら時間分解能も空間分解能も現在ほどの質を持っておらず，また誰でも気軽に使えるような状況ではありませんでした。常に呼吸性に動き，含気を伴い肋骨に囲まれた人体最大の臓器である肺は，臨床医の興味を満たすことができず，どちらかというと研究段階での利用にとどまっていたようです。その後，田中らが経食道超音波や気管支鏡超音波などを試み，この頃の発展を含めた歴史をまとめた論文を刊行しています[2]。1970年代後半になると装置の性能が向上し，電子スキャンによりリアルタイムの画像を得ることが可能となってきました。この頃，姜ら[3]が縦隔疾患に関して，また名取ら[4]が呼吸器疾患全般への適応に関して報告しています。既にこの1970年代後半の"第2次

ブーム"の頃までには，胸壁の病変，胸水，無気肺，肺炎，肺膿瘍，肺腫瘍や縦隔疾患といった呼吸器疾患の多くに関する知見が集積されていました．さらに，現在では当たり前となった超音波ガイド下の胸腔穿刺や組織針生検までもが，40年も前に既に提案されていたのです（図1）[5]．

しかし，その後も時代背景から，高価な超音波検査装置は検査室などに限られた台数で，限られた診療科以外のアクセスが困難であったことが窺えます．そして，呼吸器領域の超音波は，経気管内視鏡などの呼吸器内科に特化した分野や，血管内超音波などを含む体腔内超音波という侵襲的検査へと発展を遂げていったようです．これは，一般に超音波が考えられている低侵襲性とは逆方向の動きです．その結果，現代でも十分に通用する体表超音波の知見が広く一般に浸透していくのに対して，わが国の呼吸器超音波は"呼吸器内科の専門分野の1つ"という側面が強くなっていった可能性があります．

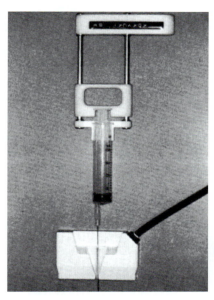

図1 超音波ガイド下吸引針生検用のスリット付きLinear電子走査探触子
（文献5より転載）

海外での肺エコー

では，海外での発展はどのようになっていたでしょうか？　呼吸器領域では1964年にGordon[6]が肺塞栓や肺梗塞における末梢領域の病変の検出を試みた報告を行い，また1967年にはJoynerら[7]が胸水の検出と局在診断を行っているとされます．ただし，骨と空気に包まれた肺において超音波検査は，プローブを当てている末梢病変こそ検出できても，深部病変を見出すことができず，いくら時間をかけても表在的な情報にとどまるという制限があります．肺門部を含めて，全体像をとらえることができるX線診断の普及と定着に妨げられ，循環器，消化器，産婦人科，乳腺など，実質臓器を容易に観察できる他分野と比べて発展が遅れたと考えられます．また，肺エコーにおいては今で

こそ様々なアーチファクトの解釈をもとに病態を推測する試みが行われていますが，画像診断は放射線学的な所見と病理・組織学的所見との関連性（radiologic pathologic correlation）がそもそも重視されます．すなわち，病的所見の構造がどのように放射線学的に観察されるかが重要でした．同様に超音波においても，超音波学的に観察されたものは病理学的・組織学的な裏づけ（sonographic pathologic correlation）が求められていました．アーチファクトは本来，描出の際に回避すべきで，解釈の際に注意すべきピットフォールであって，実像を反映する所見は注目される反面，虚像（アーチファクト）に基づいて病態の解釈を行うことは容易には受け入れられない背景がありました．実際に，有名な『ハリソン内科学』という教科書では，「肺は胸郭で超音波を実施する際の最大の邪魔な構造物である（1992年版）」「超音波は肺実質の観察に適さない（2011年版）」と記載され，肺を超音波でみようと試みることは無謀な行為であるかのように長らくみなされていたようです．

　そのような中，1990年代になると『Chest Sonography』（図2A）の著者であるオーストリアのMathisらが肺塞栓を中心とした論文を多く発表し[8]，さらに，肺炎や鈍的胸部外傷，肺腫瘍の診断などにも取り組み，thoraxsonogtraphy（thoracic ultrasound）というカテゴリーを構築していきました．一方，『Lung Ultrasound in the Critically Ill』（LUCI，図2B）の著者であるフランスのLichtensteinは救急・集中治療医の立場から，重症患者を全身くまなく超音波で診察する中で"lung ultrasound"に注目しました．1991年には，CTや内視鏡などを含めた診断の中で，超音波を用いて腹腔，胸腔，頸部，鼠径などの静脈を観察することで，超音波が22％は診療に貢献

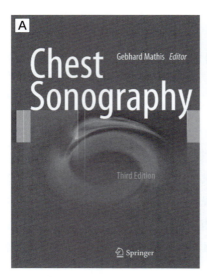 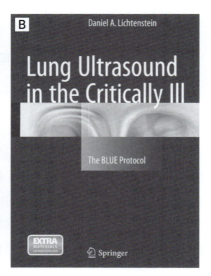

図2» 肺エコーに関連した書籍
A：オーストリアの呼吸器内科医Gebhard Mathisの『Chest Sonography』
B：フランスの救急集中治療医Daniel Lichtensteinの『Lung Ultrasound in the Critically Ill』

することを報告しています[9]。その後は，急性期に呼吸困難を呈する患者を前に，気胸，胸水，肺水腫，肺塞栓などをどのように迅速に鑑別していくかを示した，"BLUEプロトコール（☞Q70）"の基本となる超音波所見を集積しました。1996年までには概要が固まっていたようですが，2008年に実際にChest誌に掲載されるまでは査読によるrejectionを繰り返し，結局は12年の歳月を要しました。このプロトコールの簡便性・有用性が理解されるまでには大変な苦労を重ねたようです。このため，Lichtensteinは自らの考えを論文ではなく書籍として出すこととし，この書籍には，論文には現れていない彼の考えのすべてが詰まっています。ただし，査読過程を経ないために，書籍内で示される所見には人名を冠した表記も多々あり，具体的に理解しにくいものも含まれることが問題です。近年，LUCIの社会的認知度は格段に向上し，論文での情報発信は数多く行われるようになり，これらの所見の名称も定着が進む可能性があります。

　さて，肺エコーを含むポイントオブケア超音波が爆発的な広がりをみせた要因としては，やはり2011年にNew England Journal of Medicine誌に掲載されたMooreらの『Point-of-care ultrasonography』がはずせないでしょう[10]。2016年のimpact factorが72.406と非常に高いことからもわかるように，多くの雑誌で引用されることとなりました。lung ultrasoundについて世界中で読まれるとともに，他の多数の雑誌がlung ultrasoundのレビューを組み，その有用性が一気に拡散しました。もちろんその背景には，超音波装置の性能の向上，小型化，携帯化があります。誰でも手軽に装置にアクセスできるようになり，使いたい時に気軽に手に取って見ることができるという環境が整ったことも大きいと考えます。そしてついに，『ハリソン内科学』の呼吸器分野における記載も「肺の超音波は特に集中治療領域において有用である」と変わり，"肺は超音波で診る臓器"として社会的に認知されることとなったのです。その意味では，現在のポイントオブケア超音波による肺エコーの広がりは，呼吸器超音波の第4次ブームと言えるでしょう。

新しい肺エコーの時代

　このように，わが国では呼吸器内科医による呼吸器超音波が，欧米では呼吸器内科だけではなく救急集中治療医によるlung ultrasoundが発展してきました。ポイントオブケア超音波の概念が，長らく実践されてきた領域に対して温故知新的に光を当て，それまでは関わることのなかった多くの医療従事者に肺をエコーで観察することの意義を知らしめることになったわけです。救急領域や総合診療などでは，超音波は普通に行える手軽な診療ツールとして利用され，一般外来診察や在宅診療などにも広がっています。今後は日欧の知見を統合して，より活用する方向に進んでいくことが期待されます。

◎

はじめに

肺エコーの歴史

「肺は人体で最大級の臓器。それをエコーで診ないなんて"もったいない！"」皆がそう考える時代がやってきたのです。

文献

1) 石原啓男, 他：超音波による肺疾患の診断（第一報）. 呼吸器診療. 1959；14：47-52.
2) 田中元直：新しい検査法から見た呼吸器疾患の診断. 第2版. 金上晴夫, 編. 克誠堂出版, 1982, p583-609.
3) 姜 臣国, 他：縦隔疾患の超音波診断に関する研究. 日胸外会誌. 1978；26(1)：55-73.
4) 名取 博, 他：新しい超音波診断法-6-胸部・呼吸器. 臨検. 1978；22(6)：644-50.
5) 名取 博：呼吸器領域の超音波診断法とその機器. 呼吸. 1984；32(2)：195-203.
6) Gordon D：Ultrasound as a diagnostic & surgical tool. E. & S. Livingstone, 1964.
7) Joyner CR Jr, et al：Reflected ultrasound in the detection and localization of pleural effusion. JAMA. 1967；200(5)：399-402.
8) Lechleitner P, et al：The sonographic diagnosis of pulmonary embolism. Dtsch Med Wochenschr. 1992；117(17)：682.
9) Lichtenstein D, et al：Intensive use of general ultrasound in the intensive care unit. Prospective study of 150 consecutive patients. Intensive Care Med. 1993；19(6)：353-5.
10) Moore CL, et al：Point-of-care ultrasonography. N Engl J Med. 2011；364(8)：749-57.

（鈴木昭広）

肺エコーの基本

肺エコーの基本

Q1
超音波とは何ですか？

A 1

- 超音波とは，非可聴周波数の音波
- 超音波検査は低侵襲で簡単に画像が描出できるため，その使用用途が広がっている
- 良好な画像の描出には，超音波の特性の理解が重要

■ 解 説

　音波とは，音を出すものが振動することによって，周囲に伝わる波動を意味します。ヒトの耳に聞こえる音の周波数は20～20kHzであり，可聴周波数と呼ばれます。この可聴周波数以上の音波が"超音波"です。医療用の超音波としては，1MHzを超える高い周波数のものが多く使われています。CT検査ではX線の被曝が問題となりますが，超音波検査は生体の深部の情報をリアルタイムに観察可能で，かつ低侵襲で人体に大きな影響を及ぼさないため，その使用用途が年々広がっています。超音波検査は，任意の部位に超音波プローブを当てるだけで深部組織を簡単に観察することができます。しかし，毎回必ずしもイメージ通りの良好な画像を描出できるわけではありません。良好な画像を描出するためには，超音波の特性の理解が欠かせません。

　超音波の画像に大きな影響を与える因子として，超音波の周波数が挙げられます。一般的に周波数が高いほど波長は短くなり，逆に周波数が低いほど波長は長くなります。つまり，高周波（短波長）ほど分解能が良く・指向性が良く・減衰が大きい（透過性が悪い），低周波（長波長）ほど分解能が悪く・指向性が悪く・減衰が小さい（透過性が良い）ということが言えます。

　その他，画像の描出に大きく影響する超音波の特徴的な物理特性として，反射・屈折・減衰について理解しておく必要があります。

表1　組織での音響インピーダンスと伝搬速度

媒質	音響インピーダンス (10^6kg/m²/秒)	速度 (m/秒)
空気	0.0004	344
水	1.52	1482
脂肪	1.35	1450
腎臓	1.62	1561
血液	1.62	1570
筋肉	1.65	1585
骨	7.38	4080

反射

　超音波は生体内の各組織の中を伝わっていきますが，組織はそれぞれ固有の抵抗値（音響インピーダンス）を持っています。プローブから送信された超音波が生体内を進む際，各組織内を進む速度に差が生じます（**表1**）。組織間での音響インピーダンスの差が大きいと，その境界面で超音波が強く反射されます。**表1**の中でも，空気の値は桁違いに小さく，空気と接する部位では，反射率はほとんど100％となることがわかります。

減衰

　超音波は，生体内を進んで行く過程で組織での拡散や吸収・散乱によりその強度が弱まります。これを減衰と呼びます。減衰の程度は超音波の周波数に比例するため，高い周波数ほど減衰が大きくなります。

屈折

　超音波が異なる2つの組織の境界面を通過する際，それぞれの組織での超音波の速度に差があると，境界面を超音波が通過する際に進行方向が変化します。これを屈折と呼び，音波の速度の差に比例して大きくなります。

（秋吉浩三郎）

肺エコーの基本

Q2
なぜゼリーが必要なのですか？

A2
- 空気と組織の音響インピーダンスの違いで反射を生じるため
- プローブと生体の間に空気が入らないようにするため
- ゼリーは潤滑剤としても重要，十分に使うようにする

■ 解 説

　超音波装置はプローブから超音波を送信し，生体内で反射して戻ってきた超音波を同一のプローブで受信して体内の組織を映像化します。組織の組織にはそれぞれ固有の抵抗値（音響インピーダンス☞Q1）があり，プローブから送信された超音波が生体内を進む際，各組織内を進むスピードに差を生じます。組織間での音響インピーダンスの差が大きいと超音波は強く反射され，画面上では輝度が高く（白く）表示されます。逆に音響インピーダンスの差が小さいと，超音波は反射されずに透過する量が多くなり，画面上で輝度が低く（黒く）表示されます。

　空気と生体組織の音響インピーダンスには約3000倍の違いがあります。つまり，プローブと組織の間に空気が入ってしまうとほとんどの超音波が反射されてしまい，空気の向こう側，つまり生体内の画像はまったく表示されないことがわかります。そこで，プローブと体内の間を生体に近い音響インピーダンスを持つ専用のゼリーで満たすことによって空気の混入を避け，プローブと体内の間で漏れなく超音波を伝えることができます。

　ゼリーの使用には，プローブの体表面上での滑りを良くして操作しやすくする目的もあります。超音波検査は，体表面上にプローブを滑らせ，プローブの位置や角度を調整しながら進めていきます。市販されている超音波ゼリーは，粘性を持たせたゼリー状の水溶液で作られています。現在，その目的・部位や用途に応じ，潤滑性が高いもの，殺

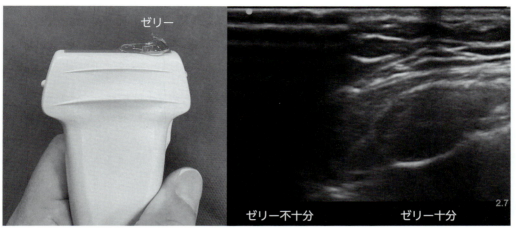

図1 » ゼリーが不十分な場合の見え方

菌処理が施されたもの，粘度が高いものなど，様々な種類の超音波ゼリーが入手可能です。

　ここで，ゼリーが不十分な場合の見え方を示します（図1，動画1）。画面左側のゼリーが不十分なため，画像が描出されていません。スムーズに検査を進めるためにも，ゼリーはたっぷりと使用するようにしましょう。

（秋吉浩三郎）

肺エコーの基本

Q3
肺エコーで用いる超音波の設定はどうすればよいですか？

A3
- プローブそれぞれに特徴的な画像が描出される
- どのプローブでも検査を施行可能だが，目的に応じて使い分けるとよい
- 設定により画像が大きく変化するので注意が必要

■ 解説

プローブの種類
　一般的な超音波装置には，リニア，コンベックス，マイクロコンベックス，セクタ等，様々なプローブが付属しています。どのプローブを選んでも肺エコー検査は施行可能です。しかし，プローブごとにそれぞれ特徴的な画像が描出されるので，観察したい部位や状況に応じて使い分けるのが理想です（☞Q4〜7）。まずは，プローブの特徴を理解しておきましょう（**表1**）。

超音波装置の設定
　プローブを選択したら，超音波装置の設定を行います。超音波装置の画像設定も画像に大きな影響を受けるので注意が必要です。超音波装置には，使用目的によってプリセットが準備されています。"肺エコー"というプリセットがあれば，それを選択します。プリセットがなければ，軟部組織のプリセットが適当でしょう。ただし，最近の高性能な超音波装置には，アーチファクトの影響を最小限にするような画像処理機能が装備されています。肺エコー施行時に重要な所見であるA-lineやB-lineなどは，アーチファクトを利用した所見です。したがって，超音波装置にアーチファクトの影響を減らすような画像処理機能が装備されている場合には，これらの機能を停止したほうが良い画像が得られる場合があります（**表2**）。ただし，肺エコーのプリセットでは既に機能が停止されている場合があるため，各メーカーに確認が必要です。

表1 プローブの種類と特徴

プローブ	リニア	コンベックス	マイクロコンベックス	セクタ
形状				
画像				
周波数	高い 6〜15 MHz	低い 2〜5 MHz	低い 5〜8 MHz	低い 1〜8 MHz
表面の観察	最適	適する	最適	向かない
深部の観察	向かない	最適	適する	適する
使用用途	胸膜，頸部，気道	胸膜，肺実質，胸水	胸膜，肺実質，胸水	肺実質，胸水

(プローブの画像は富士フイルムメディカルより提供)

表2 主なメーカーの画像処理・画質調整機能

メーカー	機能
富士フイルムメディカル	ティッシュハーモニックイメージング，SonoMB®
コニカミノルタジャパン	空間コンパウンド
GEヘルスケア・ジャパン	CrossXBeam™，SRI-HD，フレームアベレージ，マルチフォーカシング

（秋吉浩三郎）

肺エコーの基本

Q3 肺エコーで用いる超音波の設定はどうすればよいですか？

肺エコーの基本

Q4
リニア型プローブの特徴を教えてください

A4
- 表面〜浅部の観察に適する
- 胸膜の観察に最適
- 深部の観察には不向き

解説

リニア型プローブは高周波プローブであり、尖端が平らでプローブの幅が視野幅に相当します。したがって、プローブからの距離が短い（浅い）領域の観察に適しています。皮下の軟部組織，胸膜など浅部の組織の描出は非常に良好です（図1，動画1）。一方で到達深度に限界があるため肺の深部の病変診断には不向きで，胸壁の厚い患者でも描出が困難なことがあります。図2では胸膜以下が黒く表示され，肺実質に相当する深部が描出されていません。ちなみに，超音波装置の深さの設定は6cmです。このように深部まで超音波が届かないため，リニア型プローブは肺実質や胸水など深部の観察には適さないと言えます。

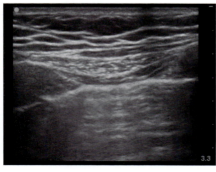
図1 » リニア型プローブによる浅部組織の描出

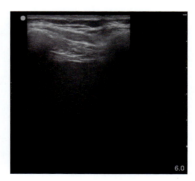
図2 » リニア型プローブによる深部組織の描出

（秋吉浩三郎）

Q5 コンベックス型プローブの特徴を教えてください

A5
- 中部〜深部の観察に適する
- 胸膜から深部組織まで，全般の観察が可能
- 胸膜の観察も可能だが，画像はやや粗い

■ 解説

　コンベックス型プローブは低〜中周波のプローブであり，かつ先端が凸型にラウンドしていることから，超音波ビームが方位方向に広がるため視野幅が大きいのが特徴です。超音波が深部まで届くため，肺の深部の病変診断に適しています。肝臓や，さらに深部の脊椎など，深部組織が非常に良好に描出されます（図1）。画像は粗くなりますが，皮下の軟部組織，胸膜など浅部の観察も可能です（図2）。深い領域まで広視野が確保できるのが特徴ですが，リニア型プローブほどの鮮明な画像は期待できません。

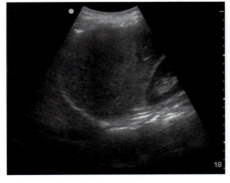

図1 » コンベックス型プローブによる深部組織の描出

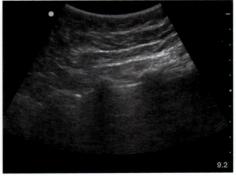

図2 » コンベックス型プローブによる浅部組織の描出

（秋吉浩三郎）

肺エコーの基本

Q6
セクタ型プローブの特徴を教えてください

A6
- 中部〜深部の観察に適する
- 特に，深部の肺実質や胸水の観察に有用
- 浅部の画像は粗く，胸膜などの観察には不向き（図1）

■ 解 説

　セクタ型プローブは低周波のプローブであり，小さな先端から超音波が放射状に広がることから視野幅が大きいのが特徴です。骨間など狭い場所からのアプローチが可能なため，心エコー検査に使用されることが多いプローブです。低周波で超音波が深部まで届くため，胸水など肺深部の病変診断に適していますが，コンベックス型プローブに比べて振動素子が少ないため画質は劣ります（図1）。また，浅部の描出は不良で，胸膜の観察には不向きです。しかしながら，FATE（focus assessed transthoracic echocardiography）プロトコール[1]施行時や，RUSH（rapid ultrasound for shock and hypotension）プロトコール[2]の際の心エコー施行後に，同じプローブで引き続き肺エコーによる診断が可能という利点があります。

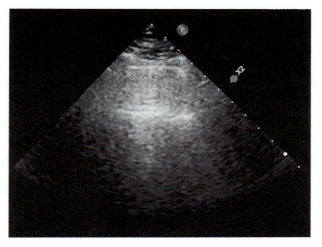

図1 » セクタ型プローブによる描出（肺エコー）

文献

1) Scalea TM, et al:Focused Assessment with Sonography for Trauma (FAST):results from an international consensus conference. J Trauma. 1999;46(3):466-72.
2) Perera P, et al:The RUSH exam: Rapid Ultrasound in SHock in the evaluation of the critically lll. Emerg Med Clin North Am. 2010;28(1):29-56.

（秋吉浩三郎）

肺エコーの基本

Q7
マイクロコンベックス型プローブの特徴を教えてください

A7
- コンベックス型と比べて接地面が小さく，周波数が高い
- 浅部〜深部まで観察が可能
- 胸膜から深部の肺実質や胸水の観察にも有用

■解　説

　マイクロコンベックス型プローブは中〜高周波のプローブであり，かつ先端が凸型にラウンドしていることから，超音波ビームが方位方向に広がるため視野幅が大きいのが特徴です。コンベックス型プローブと比べて先端が小さいので肋間に当てやすく，深い領域で広視野が確保できます。比較的高周波のプローブであり，浅部の観察も可能な上，超音波が深部まで届くため肺の深部の病変診断にも適しています。深度6.5cmに設定した図1では，皮下の軟部組織，胸膜から深部まで，組織の描出が幅広く画質も良好なのがわかります。深度設定3.2cmでも，鮮明さではリニア型プローブに劣るものの診断には十分な画質であることがわかります（図2，動画1）。急性期対応ではプローブを変える時間も惜しいため，Lichtensteinはこのプローブを推奨しています。

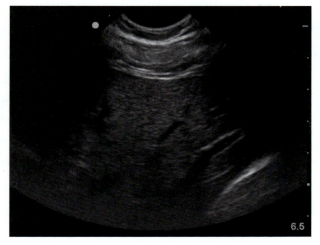

図1 » マイクロコンベックス型プローブによる描出（深度6.5cm）

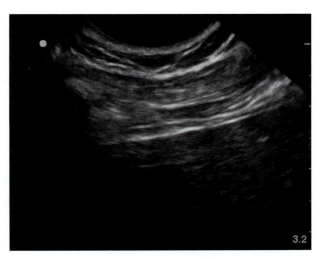

図2 » マイクロコンベックス型プローブによる描出（深度3.2cm）

（秋吉浩三郎）

肺エコーの基本

Q8
肺エコー描出において，決まったプローブの持ち方はありますか？

A8
- 決まったプローブの持ち方はない
- 画像にぶれが生じないよう，患者の体に固定する

■ 解 説

　肺エコー描出におけるプローブの持ち方として，決まった方法はありません．また，左右どちらの手で保持してもかまいません．一般的に提唱されている，ペンホールド（図1），グリップ（図2）など，様々な持ち方が適用可能です．どのような持ち方でも，プローブの肩にあたる部分を保持し，手首などを患者の肌に当てて固定します．被験者の体に支点を作り，画像にぶれが生じないようにすることが最も重要です．

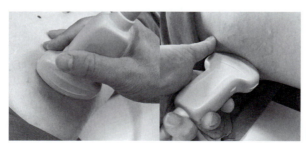

図1 » ペンホールド

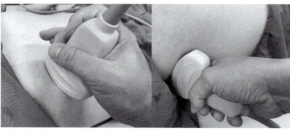

図2 » グリップ

（秋吉浩三郎）

肺エコーの基本

Q9 プローブはどのように当てていけばよいのでしょうか？

A9

- 肺エコーは聴診のかわりに超音波で聴くにすぎない！
- "ざっくり全体像把握" と "気になる所の詳細観察"，この2段階で考えよう
- 水か空気か，右か左か，頭側か尾側かの3ベクトルを意識する

■ 解　説

　肺エコーを実施する際には，心エコーで言う傍胸骨左室長軸…のような独特のビューはありません。どこに当てても胸膜ラインの認識に始まり，独特の描出像がほとんどないからです。その意味では，右肺か左肺か，気胸をみるために空気の溜まりやすい上方，水が溜まりやすい下方，肺尖に近いのか，肺底部に近い側かなど，自分自身でだいたいの目安がつけられればまずはOKと言えます。ただし，そのような観察ではあまりに主観的すぎて，チーム医療の際，前の診察での所見をフォローし経過を追う場合に，再現性が乏しくなることがあります。

　したがって，最低でもカルテ記録の際に，第何肋間，前腋窩線，などのような解剖学的情報を加えておくことが重要でしょう。さらに，リサーチ目的の場合にはより詳細な観察点の定義が重要になるでしょう。肺エコーの大家であるLichtensteinは当初，肺エコーの診断に左右6ゾーン，合計12箇所での観察を提案していました。彼はその後，upper BLUE-point, lower BLUE-point, PLAPS-pointの3箇所×両側＝6箇所での観察に修正しました。Volpicelliらは，前胸部，側胸部を，乳頭付近を境に頭尾側に2分し，左右で8箇所で観察していますし，Picanoの場合は事細かに区分し，なんと28箇所での観察を行っています。さすがにこれは覚えることもできないのみならず，簡便であるはずの肺エコーとは真逆のリサーチ行為でしかないと言えるでしょう。

それでは，本文中にも登場するLichtensteinの提唱するいくつかの"point"を簡単に紹介しておきましょう。

BLUE-point

BLUEプロトコールを誰でも簡単に実施するために提案された観察部位で，upperとlowerの2箇所あります（図1）。まず，患者の側方に立ち，両手を患者の胸壁に当てることになります。鎖骨に近い手掌の小指側を鎖骨下縁に沿わせ，指先は体軸の中央の線上になるように手をのせます。この時に，そろえた第3指と第4指の皺が見えなくなる部分の直下がupper BLUE-pointです。その手に反対の手をぴったりと添えます。この時に，手の甲の中央付近の直下にくるのがlower BLUE-pointです。BLUE-pointは本来，含気良好な前胸部エリアで，気胸やsonographic interstitial syndromeの診断に重要です。なお，尾側に当てた手の小指側の境界が横隔膜レベルに相当するとされ，phrenic lineと名づけられています（図1）。

PLAPS-point

PLAPS-pointは胸水や肺実質の変化をとらえやすい観察部位とされ，lower BLUE-pointを外側に，後腋窩線と交わる，あるいはさらに背側にプローブを当てます（図2）。急性期の患者では仰臥位を余儀なくされているため，握ったプローブがベッドに触れるギリギリを狙う気持ちで当ててみてください。なお，PLAPS-pointのアクセスが困難な場合には代替案としてphrenic point（phrenic lineと中腋窩線の交点）を見てもよいようです（図2）。ただし，phrenic pointはもともとのBLUEプロトコールでの観察部位には含まれていません。

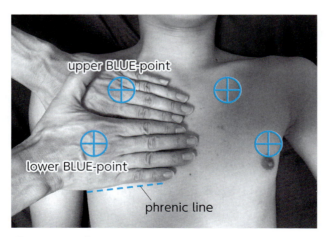

図1 » upper/lower BLUE-pointとphrenic line

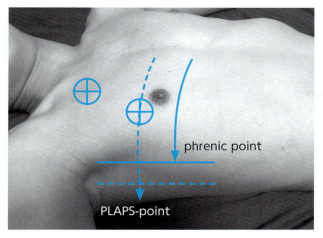

図2 » PLAPS-point と phrenic point

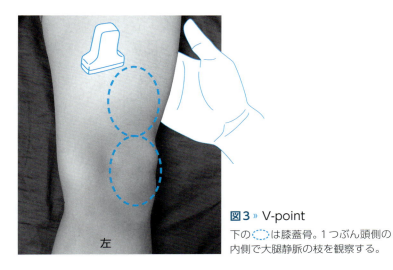

図3 » V-point
下の◯は膝蓋骨。1つぶん頭側の内側で大腿静脈の枝を観察する。

V-point

　V-pointは，下肢静脈血栓の検索でまずスキャンする部位です。一般には下肢静脈血栓の検索は簡易的な2-point serial ultrasoundとして，大腿静脈，膝窩静脈の2点で超音波プローブによる静脈の圧縮性（compressibility）を判断しますが，LichtensteinはSESAMEプロトコールにおいては時間のかかる膝窩の検索をするよりも，V-point 1点をまずみることを勧めています。これは，大腿の遠位内側で，膝蓋骨上端より膝蓋骨1つぶん頭側で大腿静脈の末梢をスキャンするものです（図3）。この点を覚えておくと，時間にゆとりのある下肢静脈のスクリーニングにおいて大腿静脈をどのように追っていけばよいのか，その走行イメージがつきやすくなります。なお，V-pointで静脈を探す際には必ず反対側の手で筋肉を保持し，プローブの動きに対し

てカウンターを当てるようにします。これにより，ドプラを使わなくても血管の観察が
しやすくなるようです。

◎

　いかがでしょうか？　筆者はやはり名前がつくと覚えやすくなり，かつ観察もれも少
なくなるような気がしています。

参考

▶ Lichtenstein DA, et al:Relevance of lung ultrasound in the diagnosis of acute respiratory failure: the BLUE protocol. Chest. 2015;134(1):117-25.
▶ Volpicelli G, et al:International evidence-based recommendations for point-of-care lung ultrasound. Intensive Care Med. 2012;38(4):577-91.
▶ Picano E, et al:Ultrasound lung comets: a clinically useful sign of extravascular lung water. J Am Soc Echocardiogr. 2006;19(3):356-63.

（鈴木昭広）

肺エコーの基本

Q10 フリーズとは何ですか？どのような意味があるのでしょうか？

A10

- フリーズとは，画像を一時的に静止させること
- 超音波には機械的損傷・熱損傷の可能性があるため，不要な時にはフリーズして出力を止めるべき
- フリーズにはプローブの劣化を防ぐ意味もある

■ 解 説

　超音波検査は，低侵襲でリアルタイムの画像を描出できることが特徴です。フリーズとは，モニターに表示されている画像を一時的に静止して表示させる機能です。画面上で長さの計測を行う場合には，画面をフリーズさせた上で計測します。

　超音波装置のフリーズは，ほかにも重要な意味があります。一般的に超音波のパワーは小さいため生体への障害はほとんどないと考えられていますが，超音波による機械的振動による機械的損傷（気泡発生）や，組織での減衰時の熱エネルギーにより熱損傷を起こす可能性があります。妊娠初期の胎児や眼球など生体内でも脆弱な組織は，これら物理的エネルギーへの感受が高いため，特に注意が必要です。超音波による影響を極力少なくするためには，画像の描出が不要な時には必ずフリーズさせて，不必要な超音波出力を避けるべきです。また，超音波を発生させる際にプローブ内の素子が振動するので，プローブ自体が発熱します。長時間にわたり超音波を出力させると，プローブが異常に過熱する場合もあります。プローブが過熱すると送信を停止させる"オートフリーズ機能"を装備した装置もありますが，プローブの発熱はプローブの劣化につながるため，検査をしていない時にはフリーズして超音波送信を中断するべきです。

（秋吉浩三郎）

肺エコーの基本

Q11 ゲインの設定について教えてください

A11
- ゲインとは超音波信号の増幅度（画面の明るさ）の調整を示す
- 不適切なゲイン設定は細部の観察を困難にする
- 検査部位によって適正なゲインが異なるので，細かな調節が必要

■ 解　説

　プローブから発信された超音波が表層近くで反射した場合，大きな信号としてプローブに届きますが，深部からの反射は減衰などの影響を受け，微弱な信号としてプローブに届きます。ゲイン，すなわち信号の増幅度を調節し，適切に設定することで良好な画像を描出することができます。ゲインが低すぎると全体が黒っぽく表示され，必要な組織情報を見逃すことになります（図1）。一方，ゲインが高すぎるとノイズが多く，すべてが白っぽく表示されてしまい細部の観察は困難です（図2）。適正なゲインは"黒い部分に白いノイズが現れる直前"とされていますが，検査の状況に応じて調整することで，より良好な画像を表示することができます。

　超音波装置によっては，プローブからの距離に応じてゲインを調整する機能（sensitvity time control：STCまたはtime gain control：TGC）を備えているものがあります。一般的に深部ほど減衰が大きく，黒く表示されるため，深部のゲインを上げることで表面から深部まで均一な画像を描出することができます。

　検査部位によって適切なゲインは異なるため，一度調整したら終わりとするのではなく，適正なゲインを保つよう常に調整しながら検査を進める必要があります。

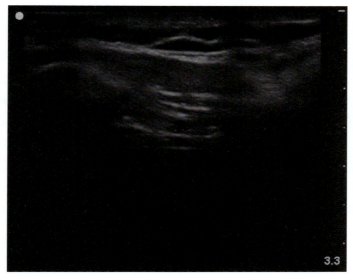

図1» ゲインが低すぎる例

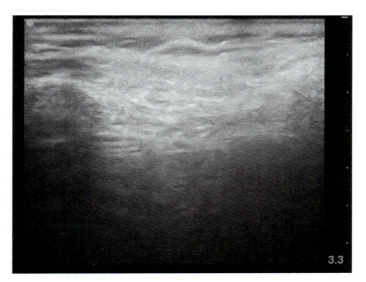

図2» ゲインが高すぎる例

（秋吉浩三郎）

肺エコーの基本

Q12
視野深度（デプス）について教えてください

A12

- 良好な画像の描出には，適切な視野深度の設定が重要
- 不適切な視野深度の設定は，重要な所見の見逃しにつながる
- プローブの種類によっても視野深度を変更すべき

■ 解 説

　視野深度（デプス，depth）は，観察対象に合わせて適切に調整する必要があります。視野深度が浅すぎると不十分な観察となりますし，深度が深すぎると画像のフレームレートが落ち，画質の悪化につながります。一度に多くの情報を得ようと深めの深度に設定するのではなく，適切に深度を調整することが重要です。また，プローブの種類によっても適切な視野深度が異なるので注意が必要です。たとえば，リニア型プローブであれば深部の描出は困難なため，浅部の描出に注目することにして視野深度は浅く設定すべきです。

　図1は，肺エコーで視野深度が浅すぎる場合です。視野深度は1.8cmに設定してあります。胸膜が画面下部にわずかに描出されていますが，その深部の状況は把握できません。一方，同じく肺エコーで視野深度を6cmに設定した図2では，リニア型プローブの特徴である浅部の描出は良好であるものの，超音波の届かない深部まで画面に表示されており，全体的な画質の悪化につながっています。

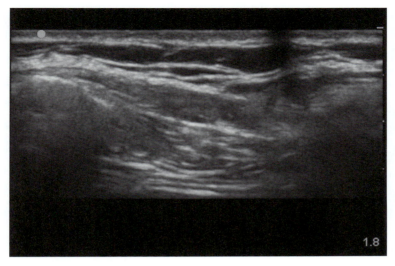

図1 » 浅すぎる視野深度

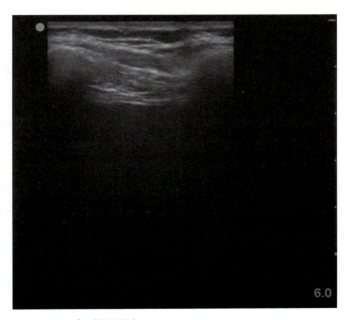

図2 » 深すぎる視野深度

（秋吉浩三郎）

肺エコーの基本

Q13 フォーカスについて教えてください

A13
- 超音波は凹面を形成し，ある一定の距離でフォーカス点に集束する
- 最も観察したい部位にフォーカス点を設定することで，鮮明な画像が得られる

解説

　超音波プローブには，複数の振動子が内蔵されています。それぞれの振動子は球面波を発しますが，複数の振動子を同時に荷電することでビームとしての性質を持つことができます。その振動子への荷電のタイミングを少しずつずらしていくことで，プローブから発せられた波面は凹面を形成し，ある1点（フォーカス点）に集束します。横方向の解像度（方位分解能）はフォーカス点で最も高くなるため，最も観察したい部位にフォーカス点を設定することで鮮明な画像を得ることができます。超音波装置の画面上では，フォーカス点を表すマーカーが画像の右側についていることが多いです。高機能な超音波装置には，複数のフォーカス点を設定可能なものもあります。

　図1は，適切なフォーカスの肺エコー例です。画面右端がフォーカスを示しています。胸膜の部分にフォーカスが設定されているのがわかります。一方，不適切なフォーカスの図2では，画面右端のフォーカスが軟部組織の部分に設定されているのがわかります。胸膜を観察したければ，フォーカスを胸膜の深さに合わせたほうがきれいに見えることがわかります。

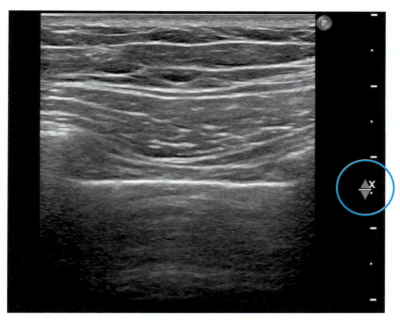

図1 » 適切なフォーカス

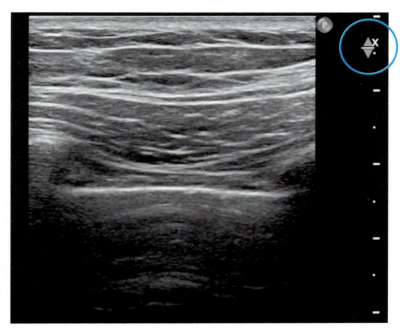

図2 » 不適切なフォーカス

（秋吉浩三郎）

肺エコーの基本

Q14
オリエンテーションマーカーとインジケーターの役割は何ですか？

A14
- 画像の左右の判別は重要
- プローブのオリエンテーションマーカーと画面のインジケーターを活用する

■ 解説

　ほとんどのプローブは左右対称です．表と裏を間違えたまま検査を行うと，画像は左右反転して表示されてしまいますが，画像上で間違いに気づくことは困難です．このような間違いを防ぐため，プローブ本体にはオリエンテーションマーカーと呼ばれる小さな突起がついています（図1）．一方，超音波装置の画面の左右どちらか片側には，インジケーターと呼ばれるマークが表示されています（図2）．インジケーターの向きとオリエンテーションマーカーの場所は一致しています．両者の関係を把握し，必ず確認するようにしておけば，左右を間違うといった初歩的なミスを防ぐことができます．ただし，メーカーや装置によって形状が異なることに注意してください．図2は気道エコーの1例で，左側が頭側です．インジケーターは超音波装置の画面の左上に表示されています．
　インジケーターが画面の左右どちらかに表示されるかは超音波装置により異なり，統一されていません．心エコー検査を目的とした装置ではインジケーターは右側にあることが多いようですが，多くの装置では初期設定を変更することでどちら側に表示するか選択可能です．使用目的によって変更してください．

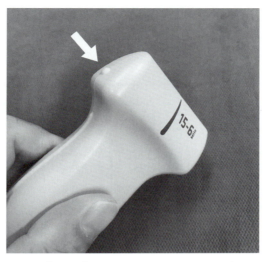

図1 » プローブのオリエンテーションマーカー

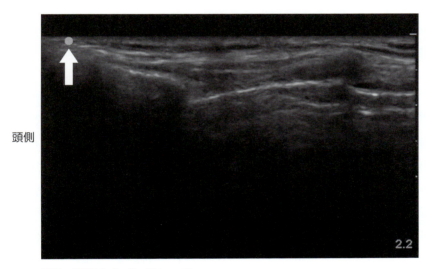

図2 » 画面上のインジケーター

（秋吉浩三郎）

肺エコーの基本

Q15 画像描出の方位には決まったルールがありますか？

A15

- CTルールでの描出が基本
- 左右の間違いは大きな合併症につながる
- インジケーターの場所によって，プローブのオリエンテーションマーカーの位置を調整する

解説

　画像描出の際に左右を間違ってしまうと，病変の左右や頭尾方向の間違いにつながるため注意が必要です。画像描出の基本として，CT画像と同じように画像を描出することが推奨されています。つまり，モニター画面の左側が患者の頭側または右側になります。CTルールに従う場合，プローブのオリエンテーションマーカーの位置を以下の通りに調節すると，ルール通りに画面に描出することができます。なお，超音波ガイド下に中心静脈ライン確保や胸腔穿刺などの処置を行う場合には，実施者が見ているのと同じ方位で描出することが最も安全と考えられるため，必ずしもこのルールに従う必要はありません。

インジケーターが画面の左側に表示されている場合

　インジケーターが画面の左側に表示されている場合，オリエンテーションマーカーの位置は時計盤の9時～12時の間で検査を施行します（図1）。

インジケーターが画面の右側に表示されている場合

　オリエンテーションマーカーの位置は時計盤の3時～6時の間で検査を施行します（図2）。

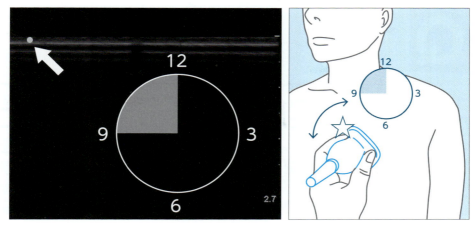

図1》 インジケーターが画面の左側に表示されている場合
オリエンテーションマーカーの位置（11時）に注意する。

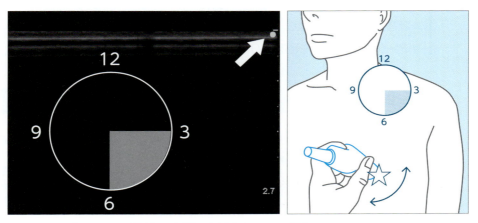

図2》 インジケーターが画面の右側に表示されている場合
オリエンテーションマーカーの位置（3時）に注意する。

　CTルールは仰臥位で前面〜側面までのスキャンで適応するもので，時計の12時は常に頭の方向，6時は尾側と考えてください。残念ながら，側面から背面に移るにつれ左右の方位が反転するためルール通りの描出は困難となります。

（秋吉浩三郎）

肺エコーの基本

Q16
肺エコー実施時に気をつけたいアーチファクトを教えてください

A 16

- アーチファクトの判別は時として困難であり，誤った診断を導く
- 超音波の特性を理解し，代表的なアーチファクトを覚えておく
- アーチファクトの影響を取り除くためには，別の角度からの観察が有用

■ 解 説

　超音波の持つ様々な特性により，特徴的なアーチファクト（虚像）を生じることがあります。正常な構造物とアーチファクトとの判別は時として非常に困難であり，誤った診断につながることもあるため，注意が必要です。プローブの位置を変えて別の角度から描出するなど，アーチファクトの影響を取り除くように試みる必要があります。以下に，代表的なアーチファクトを示します。

多重反射

　プローブと強い反射体が向かい合って存在する時，プローブと反射体の間で超音波の反射を繰り返すことにより，反射を反映した高エコー性の像が等間隔で表示されます。図1は，肺エコーでの多重反射の1例です。強い反射体である胸膜とプローブの間で超音波の反射が繰り返され，胸膜の深部にアーチファクト（△）が描出されています。

鏡面反射

　強い反射体が超音波ビームに対して斜めに走行していると，反射体からの超音波を別の反射体が受けて反射します。装置はすべての超音波が直進していると仮定して反射波を受信するので，反射体を介して反射源と等距離に虚像を生じることになります。図2は，肺エコーでの鏡面反射の1例です。強い反射体である横隔膜で超音波が反射され，反射体である横隔膜の深部（※）に肝臓様の構造物が観察されています。

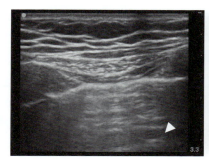

図1» 多重反射

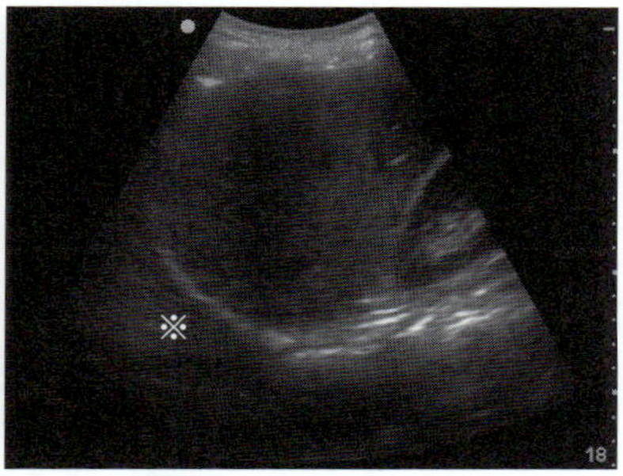

図2» 鏡面反射

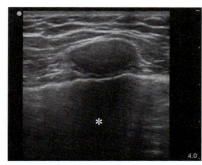

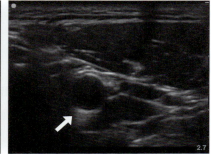

図3» 音響陰影

図4» 後方増強

音響陰影

　骨や石灰化など，他の組織に比べて音響インピーダンスが非常に高いと，超音波が完全に反射されてしまい，反射体の深部に超音波が届かず陰影を生じます．図3は，肺エコーでの音響陰影の1例です．音響インピーダンスが高い肋骨の深部には超音波が届かないため，陰影（＊）を生じています．

後方増強

　超音波の減衰や反射が少ない組織の後方部分は逆に高輝度に描出されることがあります．図4は，頸部エコーでの後方増強の1例です．血液で満たされた血管（総頸動脈）の後方部分が高輝度（⇧）に描出されています．

サイドローブ

　プローブから発信される超音波のほとんどは振動子から直進方向に放射されますが（メインローブ），一部，斜め方向に放射される超音波があります．これをサイドローブと呼びます．超音波を受信する装置は，すべての超音波が直進していると仮定して反射波を受信するため，強い反射体があると，メインローブとサイドローブからの反射波を同時に検出するため，実像の両横に帯状のアーチファクトを生じます．

（秋吉浩三郎）

肺エコーの基本

Q17
胸壁の正常構造はどのように なっていますか？

A 17

- 胸壁は，皮膚，皮下組織，胸筋，肋間筋群，壁側胸膜で形成されている（図1）
- 肋間筋群の下にある高輝度の線が，胸膜ライン（胸膜エコーコンプレックス）（図2，4）
- 胸膜ラインは，壁側胸膜，臓側胸膜，両胸膜間の生理的胸水，臓側胸膜下の肺組織で形成される
- 胸膜ラインの識別は，肺エコーでとても重要

■ 解 説

　胸壁は，皮膚，皮下組織，胸筋，肋間筋群，壁側胸膜からなり（図1），その内側に肺が存在します。前胸部では大胸筋の内側に内肋間筋（傍胸骨では胸横筋も），壁側胸膜が存在します（図2A）。側胸部では，小胸筋や前鋸筋の内側の肋間筋群（外肋間筋，内肋間筋，最内肋間筋），壁側胸膜で胸壁が形成されています（図2B）。

　胸壁からのエコー画像ではこれらの筋群が描出され，その下に高輝度の胸膜ライン（後述）が描出されます。通常は浅い部位の構造であるためリニア型プローブが観察に適していますが，コンベックス型，セクタ型プローブでも胸膜ラインの観察は可能です（図3）。

胸膜ライン（胸膜エコーコンプレックス）

　肺エコーでの胸膜ラインとは，壁側胸膜，胸膜間の生理的胸水，臓側胸膜，臓側胸膜直下の肺胞の複合により形成される高輝度の線を指し，胸膜エコーコンプレックスとも呼ばれます（図4）。

　超音波は，音響インピーダンスの差が大きい部分で反射します。そのため，正常肺では臓側胸膜下にある肺組織の含気が反射体となり，臓側胸膜が高輝度に描出されます。

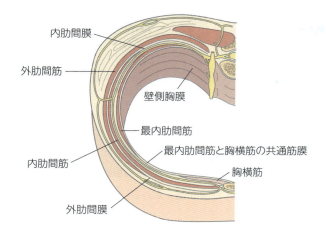

図1 » 胸壁の正常構造（肋間隙の構造）

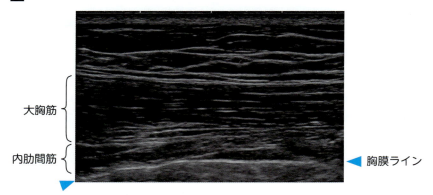

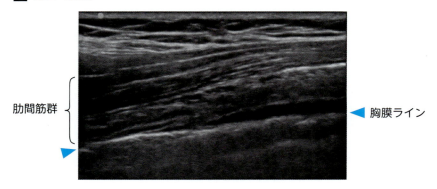

図2 » 胸壁の正常構造：リニア型プローブ
肋間筋の下の高輝度の線（矢頭）が胸膜ライン（胸膜エコーコンプレックス）。

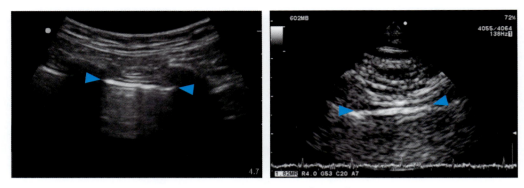

図3 胸壁の正常構造：コンベックス型（左），セクタ型プローブ（右）
矢頭は胸膜ライン。

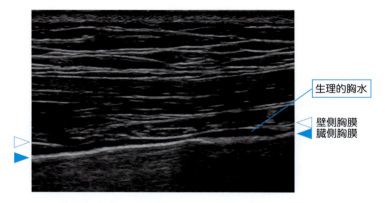

図4 正常肺の胸膜ライン（胸膜エコーコンプレックス）
微量の生理的胸水があると，壁側胸膜と臓側胸膜の境目がわかる。

　臓側胸膜より深部はアーチファクトとなります。気胸の肺エコーでは，壁側胸膜下の空気によって超音波がすべて反射するため，壁側胸膜が高輝度に描出されます。壁側胸膜以深は，皮膚から壁側胸膜までの構造の多重反射像となります。

（丹保亜希仁）

肺エコーの基本

Q18 bat signとは何ですか？

A18

- bat signとは肺エコーにおける基本描出像
- 肋骨と胸膜を結ぶ陰影が，コウモリが羽を広げているかのように見えることから命名
- 肋骨と胸膜を同時に描出することで，一瞬で胸膜ラインを見つけられるメリットがある

解説

肺エコーの基本はまずコウモリ探しから。肋骨の走行に直交させるようにプローブを押し当てると得られるのがbat signです（図1）。

肺エコーの実施に際しては胸膜を速やかに同定し観察することが大切です。特に，気胸を検索する場合に胸膜の動きの有無が診断を決定づけます。図1でわかるように，筋膜や骨表面など高輝度線状陰影は様々で，胸膜ラインを正しく見つけることは時に困難

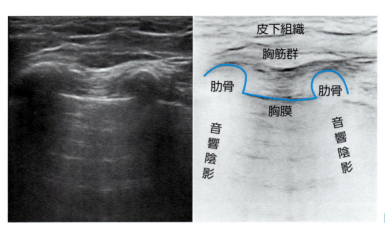

図1 » bat sign

です。bat signを描出することで肋骨表面の深さと胸膜面の深さの違いを一目で判断できるため、胸膜の動きを迅速に評価できます。また、B-lineの本数が1肋間に多いか少ないかの判断も容易です。欠点としては、画面の一部が肋骨の音響陰影アーチファクトで覆われるため、深部の肺野の情報など画面全体から得られる情報が減ってしまうことが挙げられます。

描出のコツ

画面中央に肋骨の陰影が写りこまないように、プローブをスライド操作で調整しましょう。リニア型の場合、肋間が広い人、あるいは肋間が広い部位では2本の肋骨表面がきれいに入らないこともあります。その一方で小児などでは肋骨が3本写りこむこともあります。理想的なbat signにならなくても、胸膜の認識ができれば目的は達成していますので心配はいりません。

なお、セクタ型プローブでは肋骨をしっかりはずさないと音響陰影で画面の情報がほとんど得られない場合もあり、注意が必要です（図2）。セクタ型ではフットプリントが小さいため、肋骨の上にプローブが当たっていると視野のほとんどが肋骨による音響陰影アーチファクトで占められてしまいます（図2左）。また、浅い部分は画像が粗くなり、構造物の見分けが困難となります。

わずかにスライドさせて肋間で操作すれば胸膜の情報が得られやすくなります（図2右）。また、成人など肋間が広い場合にはプローブが肋骨の間に完全に入り込むため、肋骨表面の陰影がなく胸膜の線のみとなり、bat signは必ずしも得られないことがあります。胸壁上でプローブをわずかにスライドさせて、中央の肋骨陰影をうまくはずすように操作しましょう。

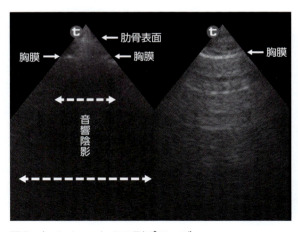

図2» bat sign：セクタ型プローブ

（鈴木昭広）

肺エコーの基本

Q19 肋骨の描出のコツを教えてください

A19

- 肋骨の観察にはリニア型プローブを使用する
- 肋骨表面は高輝度に描出され，深部は音響陰影となる（図1）
- 肋骨の下縁には肋間静脈，肋間動脈，肋間神経が並ぶ
- カラードプラで肋間動脈を観察できる

■ 解　説

　肋骨は表層に存在するため，観察にはリニア型プローブを使用します。肋骨表面は高輝度に描出され，それ以深は音響陰影となります（図1）。肋間静脈（V），肋間動脈（A），肋間神経（N）は，VANの順に肋骨下縁に並んで走行しています。背部では，肋間動脈・肋間静脈は肋骨下縁よりやや下方を走行するため，超音波で観察することができます。側胸部に向かうにしたがって肋間動脈・肋間静脈は肋骨下縁の内側を走行するようになるため，超音波で観察することができなくなります。

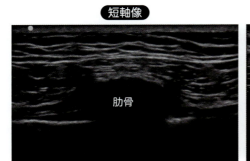
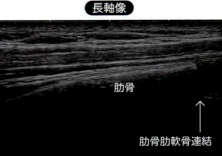

図1 » 肋　骨
肋骨の表面は高輝度に描出される。深部は音響陰影となり，何も描出されない。

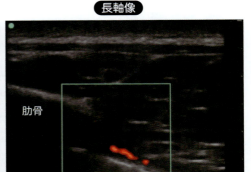

図2» 肋間動脈
背部での観察。
短軸像：肋骨と直交するように肋間を観察。上位肋骨の下方に肋間静脈（青）と肋間動脈（赤）が描出できる。
長軸像：短軸像からプローブを90°回転することで長軸像が描出できる。

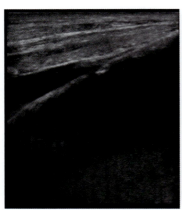
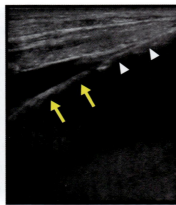

図3» 超音波ガイド下胸腔穿刺

肋骨上縁での平行法による超音波ガイド下胸腔穿刺。リニア型プローブは解像度も良く穿刺針（矢頭）の描出にも適しており，安全に施行することができる。黄矢印はガイドワイヤー。

■ 描出のコツ

　肋間動静脈を描出するには，カラードプラを利用します。肋骨に直交するようにプローブを当てて肋骨の下方を検索すると，拍動する肋間動脈の短軸像が描出できます（図2）。伴走する肋間静脈を同時に描出できることもあります。短軸像からプローブを90°回転することで長軸像も描出できます（図2）。

超音波ガイド下胸腔穿刺

　胸腔穿刺は肋骨上縁から行います。肋骨の長軸像を描出し，肋骨と平行に上方へプローブを移動すると肋骨が見えなくなります。この部位で平行法による超音波ガイド下胸腔穿刺を行うことができます（図3）。

（丹保亜希仁）

肺エコーの基本

Q20
肋軟骨の描出のコツを教えてください

A20
- 肋軟骨は上位肋骨と胸骨を連結している（図1）
- 軟骨組織は低〜無エコーに描出される（図2）
- 肋骨は超音波を反射するため深部の胸膜ラインが見えないが，肋軟骨下の胸膜ラインは観察可能（図2）

■ 解　説

　肋軟骨は上位肋骨と胸骨とを連結して骨性胸郭を形成しており，肋軟骨の介在が胸郭の弾力性，可動性をもたらしています。肋軟骨は音響インピーダンスの大きい肋骨と異なり，ある程度の超音波を透過するため低〜無エコー域に描出されます。肋軟骨下にある胸膜ラインも観察することができます。

■ 描出のコツ

　肋骨に直交するようにプローブを当てると，肋骨による高輝度線と音響陰影，その間の胸膜ラインが観察できます。そこから内側へプローブを肋軟骨上まで移動すると，肋骨による音響陰影がなくなり，肋軟骨の短軸像が描出されます。肋軟骨下の胸膜ラインも観察できます。ここからプローブを90°回転させると長軸像が観察できます（図2，動画1：短軸，動画2：長軸）。長軸像は，肋骨と平行に走査しながら内側へプローブを移動していくことでも描出が可能です（図3，動画3）。

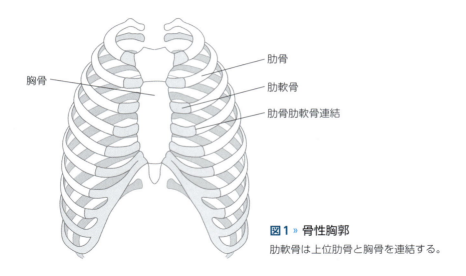

図1 » 骨性胸郭
肋軟骨は上位肋骨と胸骨を連結する。

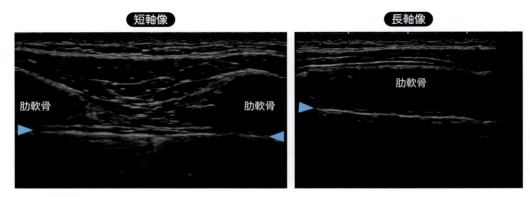

図2 » 肋軟骨
短軸像（☞動画1）：前胸部で，肋軟骨に直交するようにプローブを当てて得られた短軸像。肋軟骨は低～無エコー領域に描出される。肋軟骨下の胸膜ライン（矢頭）も描出でき，呼吸により左右にスライドするlung slid-ing（☞Q22）も観察できる。
長軸像（☞動画2）：短軸像から反時計回りにプローブを90°回転すると長軸像を描出できる。肋軟骨を超音波が透過するため，胸膜ライン（矢頭），lung slidingが観察できる。

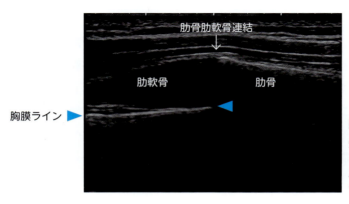

図3 » 肋軟骨の付着部：長軸像
矢印は肋骨との付着部である。肋骨で超音波が反射されるため，肋骨表層より深部は音響陰影となる。肋軟骨下のlung slidingは観察できる。

（丹保亜希仁）

肺エコーの基本

Q21 胸骨はエコーでどのように見えますか？

A21

- 胸骨は，胸骨柄，胸骨体，剣状突起の3部分からなる（図1）
- 胸骨は，鎖骨，肋軟骨と連結して胸郭を形成している
- 傍胸骨には，左右の内胸動静脈が縦走している
- 胸骨のエコー画像は，表面の高輝度ラインと背側の音響陰影として観察される（図2）

解説

胸骨は，上方から胸骨柄，胸骨体，剣状突起の3部分からなります。上縁は頸切痕（胸骨切痕），外側は鎖骨切痕，肋骨切痕でそれぞれ鎖骨，肋軟骨と連結しています。胸骨は浅い部位にあるため，観察にはリニア型プローブが適しています。胸骨のエコー画像は，骨なので表面の高輝度の線状エコーと背側の音響陰影となります。また，傍胸骨には内胸動脈と内胸静脈が伴走しています（図3A，動画1）。

描出のコツ

内胸動静脈は傍胸骨に並んで縦走しているので，胸骨の横断像の外側に描出することができます。血管の短軸像（図3A）が得られたら，プローブを90°反時計回りに回転すると長軸像を描出できます（図3B〜C，動画2〜3）。冠動脈バイパス手術のグラフト血管としての評価などでエコーが利用されています。

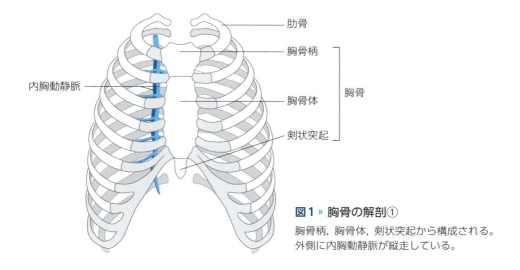

図1 » 胸骨の解剖①
胸骨柄，胸骨体，剣状突起から構成される。外側に内胸動静脈が縦走している。

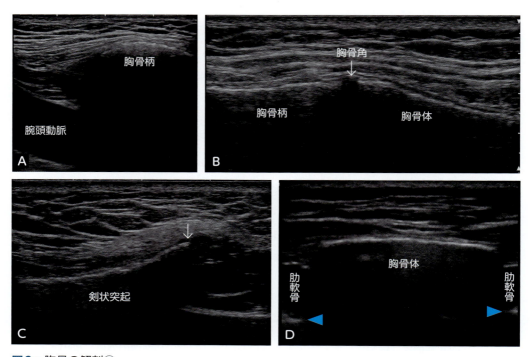

図2 » 胸骨の解剖②
A：頸切痕（正中矢状断）。胸骨柄表面の高輝度ラインと音響陰影。頸切痕より頭側，深部に腕頭動脈が描出されている。
B：胸骨柄と胸骨体（正中矢状断）。足側が胸骨体によるエコー画像。
C：剣状突起（正中矢状断）。矢印は剣状突起先端。
D：胸骨体（横断像）。矢頭は胸膜ライン。

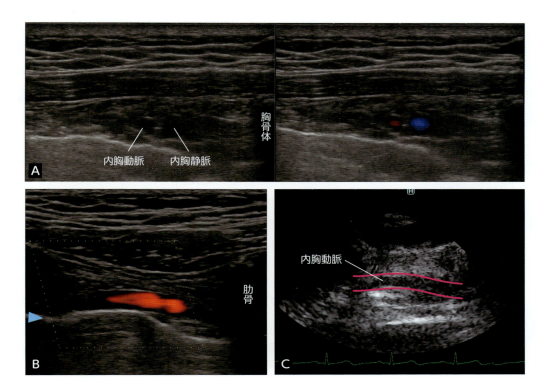

図3 » 内胸動静脈

傍胸骨から内胸動脈を描出できる（図は胸骨右縁，第3肋間）。胸骨縁から1cmほど外側に内胸静脈と内胸動脈が伴走している。血管の走行に合わせてプローブを走査することで長軸像が観察できる。

A：内胸動脈短軸像，リニア型プローブ使用。胸骨の高輝度線状エコーと音響陰影が確認でき，その外側に内胸静脈，内胸動脈が伴走している（☞動画1）。
B：内胸動脈長軸像，リニア型プローブ使用。血管の走行に合わせてプローブを当てると，拍動する内胸動脈が描出できる。矢頭は胸膜ライン（☞動画2）。
C：内胸動脈長軸像，セクタ型プローブ使用。拍動する内胸動脈が描出できる（☞動画3）。

（丹保亜希仁）

肺エコーの基本

Q22
lung slidingとは何ですか？

A22

- lung slidingとは，呼吸による肺の膨張・収縮に合わせて胸膜ラインが左右にスライドする所見（図1，動画1～2）
- lung slidingは，臓側胸膜が壁側胸膜と接して動いていることを示す
- lung slidingがあれば，その部位には気胸がないと言える
- リニア型プローブが最も観察しやすいが，コンベックス型，セクタ型でも観察が可能（図2）

解説

　lung slidingは，最も基本的な肺エコー所見です。呼吸による肺の膨張・収縮に合わせてエコー画面上で胸膜ラインが左右にスライドする所見です（図1，動画1～2）。lung slidingでスライドしているのは臓側胸膜であり，臓側胸膜まで超音波が到達していること，つまり走査部位に気胸がないと断言できる所見となります。リニア型プローブが最も観察しやすいですが，コンベックス型，セクタ型でも観察することができます（図2）。

　呼吸運動があるのにlung slidingが観察できない場合は，臓側胸膜より浅い部位に空気がある状態（気胸，皮下気腫など）や，その部位が換気されていない状態（肺嚢胞，気管支挿管など）が考えられます。

描出のコツ

　lung slidingの描出には，正しく胸膜ラインを同定することが最も重要です。まずは，肋骨に直交するようにプローブを当ててbat signを描出し（☞Q18），肋間筋群の下に高輝度の胸膜ラインを同定します。胸膜ラインから短く伸びるcomet tail artifact

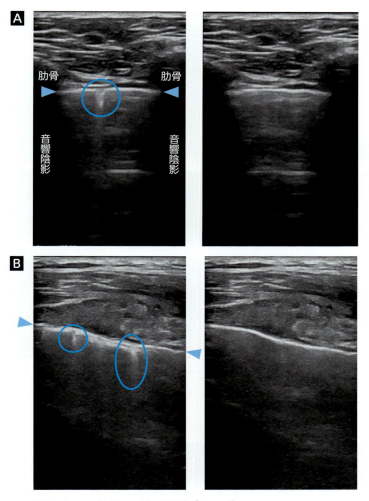

図1 » lung sliding：リニア型プローブ

A：短軸像（☞**動画1**）。肋骨と直交するようにプローブを当て，bat signを描出する。胸膜ライン（矢頭）が呼吸に合わせて左右にスライドする。胸膜ラインがスライドしている目印には，comet tail artifact（丸印）がわかりやすい。

B：横断像（☞**動画2**）。肋骨と平行にプローブを当てると，広い範囲でlung slidingを観察できる。気胸でlung point（☞**Q36**）を見つける際には，この横断像が有用である。

（lung comet，I-line）（☞**Q30**）は正常肺でもみられる所見で，lung slidingを観察する際の目印となります。胸膜ラインが同定できたらプローブを回転させ，肋骨と平行に走査すると横断像で観察できます。

■ ピットフォール

胸膜ラインを描出する際に，その手前で超音波を反射してしまうものがあります。1

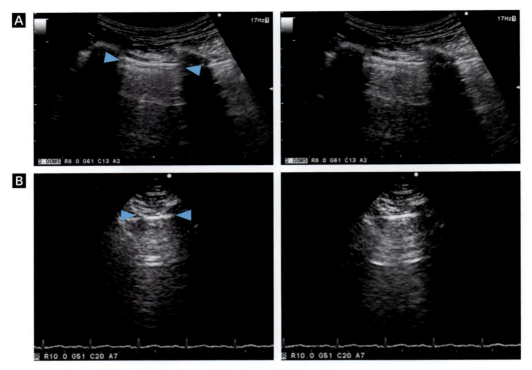

図2» lung sliding：コンベックス型，セクタ型プローブ
A：コンベックス型プローブ使用。
B：セクタ型プローブ使用。

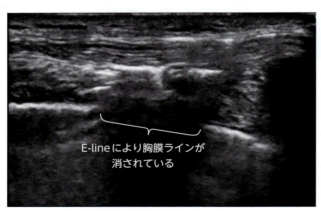

図3» E-line

つは肋骨で，特に平行走査をしている時に起こりえます．もう1つは空気で，皮下気腫が存在する場合です．皮下気腫があると，E-lineと呼ばれるcomet tail artifactの深部は音響陰影を呈するため（☞Q30），胸膜ラインが消されてしまいます（図3，動画3）．

（丹保亜希仁）

■ コラム

自分の手でできる！ bat signとlung sliding

　研修医や後輩の指導のために「こんな感じ」と手軽に見せられる小ネタをご紹介します。

　まず，リニアプローブを上から垂直に握り締めるように保持します。この時，エコーゼリーはしっかりと塗っておくのがおすすめです。

　超音波画像はこのようになります。中手骨が，あたかも肋骨のように音響陰影を引いて映し出されるというわけです。さらに，その深部に高輝度の線状陰影がまるで胸膜のように描出されます。実際には，これは手背の皮膚の表面と空気との境界面なので，さらに深部はアーチファクトとなります。bat signに見えるでしょうか？　ここで，他方の指で手背をこするように動かすと，lung sliding様の動きを観察することができます。

　指導のためとはいえ，自分自身の胸壁を見せたくない時，指導相手が肌を露出したくないような状況で，手軽に"肺エコーで見える所見"を紹介できるのがこのテクニックです。

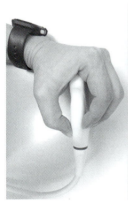 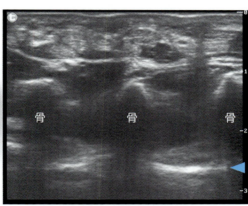

（鈴木昭広）

肺エコーの基本

Q23
seashore signとは何ですか？

A23

- seashore signとは，Mモードで観察した時に，胸膜ラインを境目に海と砂浜が描かれる所見（図1〜2，動画1〜2）
- 海の部分は，皮下組織，筋膜による線状エコーで形成される
- 砂浜部分は，臓側胸膜の動きによるノイズによって描き出される
- seashore signはMモードで観察した部位に臓側胸膜の動き（lung sliding）があることを示す

■ 解説

　Mモードで観察すると，縦軸がカーソルを合わせた部位の深部構造，横軸が時間軸となります。皮膚から壁側胸膜まではほとんど動かないために，筋膜などによる線状の画像となります。一方，臓側胸膜は呼吸により動くため，そこより深部はノイズによる砂状の画像となります（図1，動画1）。seashore signは静止画でも臓側胸膜が

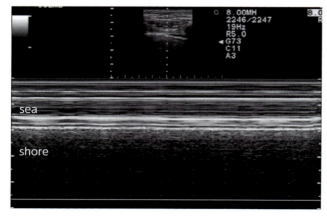

図1 » seashore sign：リニア型プローブ

胸膜ラインにカーソルを合わせてMモードで観察する。lung slidingがあると時間が経つにつれ，臓側胸膜を境にして海と砂浜が描出される。

動いていることを証明することができます。

　Bモードでlung slidingがわかりにくい症例でも，Mモードを用いることでseashore signが認められ臓側胸膜が動いていることを確認できることがあります。気胸や肺嚢胞などで臓側胸膜の動きがまったくない場合には，胸膜のスライディングによるノイズがないためにseashore signはみられません。

■ 描出のコツ

　肋骨に直交するように走査しても平行に走査しても，カーソルが肋骨上にあると正しい画像評価ができなくなります。Mモードのカーソルが胸膜ライン上にあることを確認しながら，Mモード画像を描出します。

　胸膜の観察には高周波リニア型プローブが優れていますが，コンベックス型やセクタ型プローブでもseashore signは観察できます（図2，動画2）。

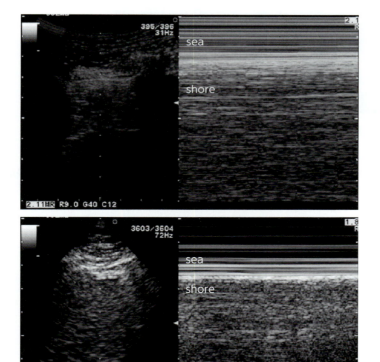

図2» seashore sign：コンベックス型（上），セクタ型プローブ（下）
セクタ型プローブでは（下），深度と胸膜ラインのゲインを調節することでseashore signを描出することができる。

■ ピットフォール

　肋骨によって超音波が臓側胸膜に到達するのが妨げられると，エコー画像の一部が肋骨による音響陰影の影響を受けてしまいます（図3）。Mモードのカーソルが肋骨に当たっていないかを確認しながらMモード画像を記録するようにします。また，呼吸困難で補助筋を使うような頻呼吸の場合，軟部組織も大きく動くため，解釈が難しくなることがあります。

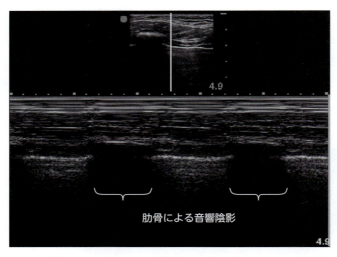

図3» 呼吸によりカーソルが肋骨上にある時のMモード所見

（丹保亜希仁）

肺エコーの基本

Q24 lung pulseとは何ですか？

A 24

- lung pulseとは，心臓の拍動によって臓側胸膜が振動する所見（図1，動画1）
- 呼吸で動くlung slidingより小さく，左右に振動する
- 心電図モニターや，脈拍触知により心拍と同期しているかを確認できる
- lung pulseがあれば観察部位の気胸を否定できる
- lung pulseのみが観察できる時は，非換気状態である

解説

　lung pulseは，臓側胸膜が心臓の拍動によって動いていることをとらえた所見です。臓側胸膜が心拍に合わせて左右に細かく動く所見が得られます（図1，動画1）。呼吸によってスライドするlung sliding（☞Q22）と比較すると，小さい動きとなります。心電図モニターや脈拍触知により，心拍と同期して振動していることがわかります。lung pulseによって観察部位の臓側胸膜が壁側胸膜と接していること，つまり気胸がないことを証明できます。気胸では胸膜ラインがまったく動かない所見[lung pulse （−）]が得られます（図2，動画2）。セクタ型，コンベックス型プローブでも画像深度を調節することで問題なくlung pulseを観察することが可能です（図3，動画3〜4）。
　換気されている肺では，lung slidingとlung pulseの両方が観察できます。換気されていない場合には，肺の膨張・収縮によるlung slidingがみられなくなるため，lung pulseのみが観察されます。気管チューブが深くなり気管支挿管になった場合や，分離肺換気中に観察される所見です。

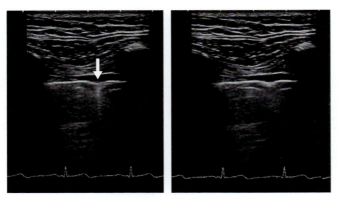

図1»lung pulse：リニア型プローブ
息止め。心臓の拍動による臓側胸膜の振動が観察できる。短い高輝度の線（矢印, comet tail artifact）の動きによって，胸膜が動いていることが静止画でもわかる。

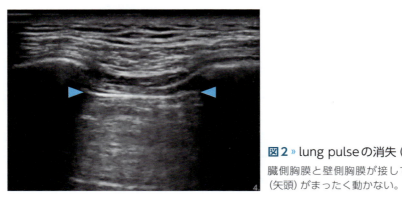

図2»lung pulseの消失（気胸）
臓側胸膜と壁側胸膜が接していないと，胸膜ライン（矢頭）がまったく動かない。

図3»lung pulse：コンベックス型（左），セクタ型プローブ（右）
動画3〜4では，胸膜ライン（矢頭）が細かく振動していることが確認できる。コンベックス型プローブ使用（左☞動画3），セクタ型プローブ使用（右☞動画4）。

（丹保亜希仁）

肺エコーの基本

Q25 MモードでlungpulseFを観察するとどのようになりますか？

A25

- Mモードでlung pulseを観察すると，心臓の拍動に合わせて2種類の画像が出現する（図1，動画1）
- 心臓の拍動に伴う臓側胸膜の振動により，短時間の砂状の画像が描出される
- 臓側胸膜が動いていない間は，プローブ面と胸膜ライン間の多重反射像となる

■ 解 説

　lung pulseは心拍動に伴う胸膜の振動をとらえた所見です。Mモードで記録すると，臓側胸膜が動かない間はプローブ面と胸膜ライン間の多重反射像，心拍動時には臓側胸膜の振動によるノイズのために砂状の画像となります。これらの2種類の画像が，心拍動に合わせて交互に出現することとなります（図1）。心拍動に一致していることは，心電図と同時に動画で記録するとわかります（図2）。しかし，超音波機器や使用するプローブによって心電図とMモード画像の同時記録ができないこともあります。

■ ピットフォール

　「呼吸を止めた状態で，胸膜ラインをMモードで撮影することで気胸を模倣できるのでは？」と思われるかもしれません。しかし，lung pulseがみられることや空気という強反射体が存在しないことから，気胸によるstratosphere sign（☞Q35）とはまったく異なる所見となります。

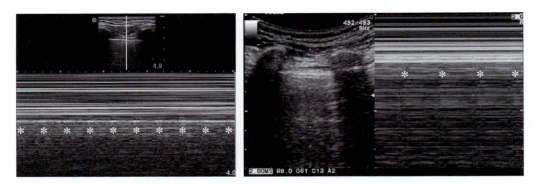

図1 » lung pulse（Mモード）：リニア型（左），コンベックス型プローブ（右）
呼吸を止めた状態でlung pulseを観察した所見。Mモードで観察すると，心拍に合わせて2種類の画像が交互に出現する。

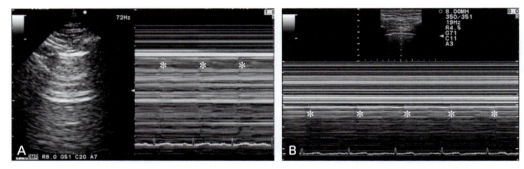

図2 » 心電図とlung pulse（Mモード）の同時記録：セクタ型（左），リニア型プローブ（右）

（丹保亜希仁）

肺エコーの基本

Q26

A-lineとは何ですか？

A 26

- A-lineとは，胸膜ラインと水平にみられる高輝度の線で，プローブと胸膜ライン間の多重反射によるアーチファクト（図1〜2）
- プローブ面から胸膜ラインまでの距離と等間隔に観察され，深部では減衰していく
- A-lineは，正常肺でも気胸でも高輝度の胸膜ラインがあれば描出されうる

■ 解 説

　A-lineはプローブ面と胸膜ラインの間の多重反射によるアーチファクトで，胸膜ラインに水平な高輝度線として描出されます。そのため，プローブ面から胸膜ラインまでの距離と等間隔に現れ，深部では輝度が減衰していきます。もちろん，コンベックス型，セクタ型プローブでもA-lineを観察することができます（図2）。

　A-lineは胸膜ライン下の空気の存在を示し，胸膜ラインを認める場合には観察されうる所見です。気胸がない場合は臓側胸膜との間の多重反射，気胸では壁側胸膜との間の多重反射によって形成されます。通常では，臓側胸膜直下の肺組織の含気によって超音波が反射されます。そのため，慢性閉塞性肺疾患（chronic obstructive pulmonary disease：COPD），喘息など含気の多い状態ではA-lineがみやすくなります。また，気胸では壁側胸膜下の空気が強反射体となるため，より高輝度のA-lineが観察されます。

■ 肺エコーによる鑑別診断

　A-lineは，前述のように空気が存在することによる多重反射アーチファクトです。

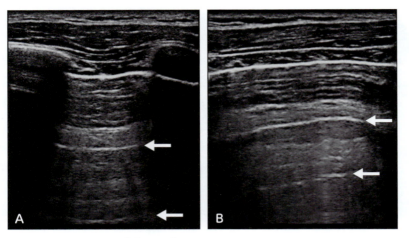

図1 » A-line：リニア型プローブ
A-lineは皮膚から胸膜ラインまでの距離と等間隔に高輝度の線（矢印）として観察される。
A：bat signとA-line。
B：肋間の平行走査によるA-line。

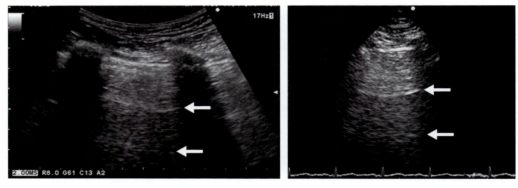

図2 » A-line：コンベックス型（左），セクタ型（右）プローブ

　正常肺でも肺気腫でも気胸でも描出されますが，B-lineや他の超音波所見と組み合わせることで急性呼吸不全の鑑別診断（BLUEプロトコール☞Q70）や急性循環不全の鑑別診断（FALLSプロトコール☞Q71）に利用されています[1]。

文献

1) Lichtenstein DA：BLUE-protocol and FALLS-protocol：two applications of lung ultrasound in the critically ill. Chest. 2015；147(6)：1659-1670.

（丹保亜希仁）

肺エコーの基本

Q27
A-lineができるしくみを教えてください

A 27

- A-lineは，高輝度の胸膜ラインの多重反射によるアーチファクト
- プローブと空気の間を往復する超音波によって，プローブ面（皮膚）から胸膜ラインまでの距離と等間隔に観察される
- 空気は，音響インピーダンスが圧倒的に小さい

■ 解　説

　胸膜ラインは，組織と空気の境目で超音波が反射することにより描出されます。反射した超音波はプローブ面と強反射体との間で繰り返し往復すること（多重反射）で，深部に同様の画像を繰り返し描出することになります。A-lineは，プローブ面と胸膜ラインの間の多重反射によるアーチファクトで，胸膜ラインに水平な高輝度線として描出されます。胸膜ラインが強反射体によって描かれる高輝度ラインであり，A-lineは胸膜ラインの繰り返し像ということになります（図1）。

　プローブから発信された超音波は，音響インピーダンスの差があるところで反射しプローブへ反射波として戻ります。空気の音響インピーダンスはとても小さく（☞Q1），肺エコーでは空気そのもの（気胸）や，空気を含有する肺胞で超音波が強く反射します。そのため気胸では壁側胸膜が，気胸以外では臓側胸膜直下の肺胞の含気が反射体となり，この部位が胸膜ラインとして高輝度に映し出されます。

　超音波画像の深さはプローブへの反射波が届く時間によって決まっています。そのためプローブと強反射体の間で繰り返し超音波が行き来し，同じ像が減衰しながら繰り返し映し出されることになります。これがA-lineが等間隔に繰り返し描出されるしくみです。気胸では壁側胸膜下の空気によって超音波が100％反射するため，A-lineがより強く映し出されます。

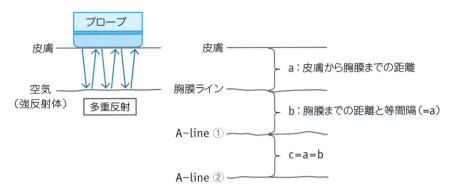

図1 » A-lineができるしくみ
プローブから発信された超音波は空気で反射してプローブに戻り,時間から計算された距離(深さ)に高輝度の線が描かれる。超音波の往復が繰り返されることにより,A-lineが描出される。

(丹保亜希仁)

肺エコーの基本

Q28
B-lineとは何ですか？

A28

- B-lineとは，胸膜ラインから深部に伸びる高輝度線状陰影
- lung slidingと同調して動き，エコー画面の深部まで到達するのが特徴（図1）
- 正常肺でも観察されるが，2本の肋骨の間に3本以上B-lineが存在する場合はmultiple B-linesと呼ばれる異常所見（動画1）
- multiple B-linesはlung rocketsとも呼ばれ，sonographic interstitial syndrome（間質症候群）と診断される

■解説

　B-lineはcomet tail artifactの一種で，胸膜ラインから画面の深部まで伸びるのが特徴です（図1）。2本の肋骨の間から3本以上のB-lineが認められる場合はmultiple B-lines（lung rockets）と呼ばれ，その部位での肺胞間質の変化や水分量の増加を示唆する所見です。この状態は，sonographic interstitial syndrome（間質症候群）と診断されます[1,2]（☞Q40）。

　sonographic interstitial syndromeでは，multiple B-linesの分布状況や胸膜ラインの性状が診断の一助となります。肺水腫では，全領域でmultiple B-linesが認められ，胸膜ラインがなめらかであるのが特徴です。また，胸水によるエコーフリースペースをPLAPS-point（☞Q9）で認めることが多いです。肺炎，急性呼吸窮迫症候群（acute respiratory distress syndrome：ARDS），間質性肺炎などでは，病変の存在する領域でmultiple B-linesが観察でき，胸膜ラインが粗糙であるのが特徴です（図2A，動画2）。

B-lineの定義

　Lichtensteinは，B-lineを定義する特徴として以下の7つを挙げています[1,2]。

65

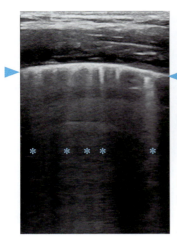
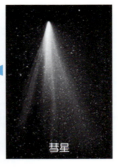

図1 » B-line

multiple B-linesが観察されており，一部は融合している。胸膜ライン（矢頭）から減衰することなく画面の端まで伸びている（彗星のように見える）。lung slidingとともに，呼吸性に動くのも特徴の1つである。

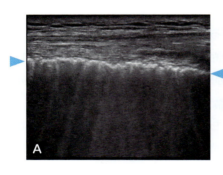
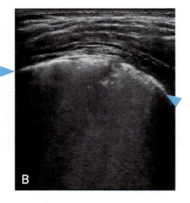

図2 » さまざまなB-line

A-lineを打ち消しながら，画面の深部まで伸びるB-lineが観察できる。肺挫傷や肺水腫では，改善とともにB-lineの数が減少していくため，継時的変化も観察できる。
A：間質性肺炎。粗糙な胸膜ライン（矢頭）と，そこから伸びるB-lineが観察できる（☞動画2）。
B：肺挫傷。肺表面の損傷を示唆する不整な胸膜ライン（矢頭）と，B-lineを認める。

①comet tail artifactである，②胸膜ラインに起始する，③lung slidingと同調して動く，④スクリーンの端まで届く，⑤レーザー様でよく見える，⑥A-lineを消す，⑦高輝度である。①〜③は常に存在し，④〜⑦もほとんどの場合に存在する特徴とされています。

文献

1) Lichtenstein DA：BLUE-protocol and FALLS-protocol: two applications of lung ultrasound in the critically ill. Chest. 2015；147(6)：1659-1670.
2) Lichtenstein D：Novel approaches to ultrasonography of the lung and pleural space: where are we now?. Breathe(Sheff). 2017；13(2)：100-111.

（丹保亜希仁）

Q29 B-lineの見えるしくみを教えてください

肺エコーの基本

A29
- 小葉間隔壁や胸膜下間質は，広義の間質に含まれる
- B-lineは，間質の肥厚や肺胞病変など様々な原因で出現する
- B-lineの成因は，多重反射によるcomet tail artifactやring-down artifactであると言われているがいまだよくわかっていない

■ 解説

　肺実質とは，狭義にはガス交換の場である肺胞腔（細かくは，肺胞腔と肺胞上皮）を指し，肺胞隔壁が間質となります。一方で広義の間質というものがあり，小葉間隔壁や胸膜下間質，気管支血管周囲間質が含まれます（図1）。

　肺エコーでのB-lineは，臓側胸膜付近の間質（広義）の炎症や水分量の増加，肺胞病変などで得られる所見です。B-lineの見えるしくみについては，その病変の発生部位

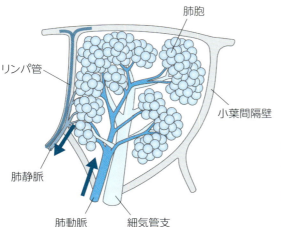

図1 » 二次小葉の構造
二次小葉同士は小葉間隔壁で隔てられている。小葉間隔壁や胸膜下間質は広義の間質に含まれる。肺エコーでは，小葉間隔壁の肥厚，肺胞隔壁の肥厚，肺胞病変などでB-lineが出現する。

表1　B-lineに関連する様々なアーチファクト

① 間質に水分が貯留することで小葉間隔壁が水分の貯留により肥厚し，超音波が小葉間隔壁と臓側胸膜の間で反射を繰り返すことによる多重反射アーチファクト
② 肥厚した肺胞隔壁や，胸膜下間質と肺胞内の気体の間での多重反射アーチファクト
③ 肺胞内や間質の液体が超音波で振動して，継続して音波をプローブに返すことにより形成されるアーチファクト
④ 間質に貯留した水分が超音波で振動して音波を発することでできるring-down artifact

や機序，また超音波特有のアーチファクトが関連しており，複雑です（**表1**）。主に，多重反射によるcomet tail artifactとring-down artifactがB-lineの成因として挙げられています[1~3]。

ring-down artifact

4つの気泡のうち，3つの気泡が合わさり，1つが下から支えている形をとります。その気泡の間に液体が貯留するとラッパのような形となります（bubble tetrahedron bugle mechanism）。このラッパ型の液体に超音波が当たると，周りの気泡とともにオシレーター（振動子）として作用し，連続して超音波をプローブに戻すことによってアーチファクトが描出されます（**図2**）[2]。

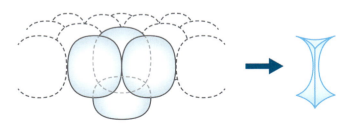

気泡間に貯留した液体がラッパ形になる

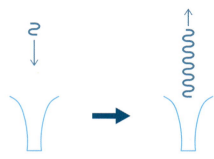

周りの気泡とともに振動子として作用し，連続波がプローブに戻るためアーチファクトとなる

図2 » ring-down artifactの原理　　　　（文献2より作成）

septal rocketsとground glass rockets

　septal rocketsとは肋間にB-lineが3〜4本観察される所見で, 小葉間隔壁の肥厚 (interlobular septa) を示唆します[4]。肥厚した小葉間隔壁同士の距離が, 成人で約6〜7mmとなることに由来しており, B7 lineとも呼ばれます。

　ground glass rocketsは, 5本以上のB-lineが描出されている所見です[4]。B-lineの間隔がより狭いことから, 肺胞性肺水腫, 肺炎, 肺胞出血などの肺胞病変を示唆します。全体的に高輝度で, すりガラスのような肺エコー画像となります。

文　献

1) Picano E, et al:Ultrasound lung comets:a clinically useful sign of extravascular lung water. J Am Soc Echocardiogr. 2006;19(3):356-63.
2) Louvet A, et al:Lung ring-down artifact as a sign of pulmonary alveolar-interstitial disease. Vet Radiol Ultrasound. 2008;49(4):374-7.
3) Feldman MK, et al:US artifacts. Radiographics. 2009;29(4):1179-89.
4) Lichtenstein DA:BLUE-protocol and FALLS-protocol:two applications of lung ultrasound in the critically ill. Chest. 2015;147(6):1659-1670.

（丹保亜希仁）

肺エコーの基本

Q30 comet tail artifactとは何ですか？

A30

- comet tail artifactとは，広義には彗星のような形状の高輝度ラインすべてを含む
- B-line，Z-line，E-lineなどがある
- ここでは，胸膜ラインから短く伸びる多重反射によるアーチファクトを指す（図1，動画1）
- lung comet，I-line，comet tail（コメットテイル）陰影とも呼ばれ，胸膜ラインを同定する際の目印になる
- comet tail artifact自体には診断的意義はない

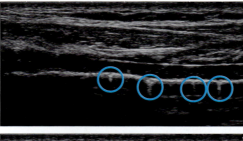
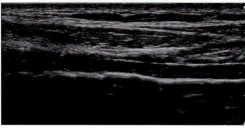
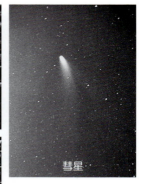

図1 » comet tail artifact

胸膜ラインから短く伸びるcomet tail artifact（lung comet，I-line）は，正常肺でもみられる。lung slidingやlung pulseと同時に動くため，これらを観察する際の目印となる。静止画でlung slidingを示すには，comet tail artifactがスライドしていることがわかる数枚を並べることで可能。

■ 解　説

comet tail artifactは，臓側胸膜から短く伸びる彗星のような高輝度の多重反射アーチファクトです。ほかにlung cometやI-line，comet tail（コメットテイル）陰影とも呼ばれています。これはlung slidingやlung pulseを観察する際に，胸膜ラインを同定する目印となります。正常肺でもみられる所見であり，それ自体に臨床的診断意義はありません。

なお，comet tail artifactは，広義にはB-lineもすべて含まれているのが現状です。しかし，前述のようにB-lineの成因がcomet tail artifactではなくring-down artifact（☞Q29）であるという説もあるため，本書では項目を分けています。

■ ピットフォール

ポイントオブケア超音波に関する文献では，"comet-tail artifact（コメットテイル陰影）"という表現は多く用いられています[1~3]。これらの中では，B-line，I-line，Z-line，E-lineなどがcomet tail artifactに含まれます。アーチファクトの成因が多重反射によるものがcomet tail artifactとして一括りにされています。

一方で，B-lineの定義を"a comet-tail artifact"と明記しているものや[1]，"B-lineはring-down artifact"としているものもあります[2]。前述のように，B-lineの成因は明確にされていないため，今後の新しい知見が望まれます。

文　献

1) Lichtenstein D:Novel approaches to ultrasonography of the lung and pleural space: where are we now?. Breathe (Sheff). 2017;13(2):100-111.
2) Lee FC:Lung ultrasound-a primary survey of the acutely dyspneic patient. J Intensive Care. 2016;4(1):57.
3) 野村岳志:Point-of-care lung ultrasound. 日集中医誌. 2016;23:123-31.

（丹保亜希仁）

肺エコーの基本

Q31
curtain signとは何ですか？

A31

- curtain signとは含気肺がプローブを横切る際にカーテンのように画像を遮る所見（図1〜2，動画1）
- curtain signがあることは，観察側の肺が換気され，膨張していることを示す
- curtain signの描出には胸腔と腹腔の境界にプローブを当てる
- 片肺挿管の非換気側や食道挿管などで，curtain signが消失することがある

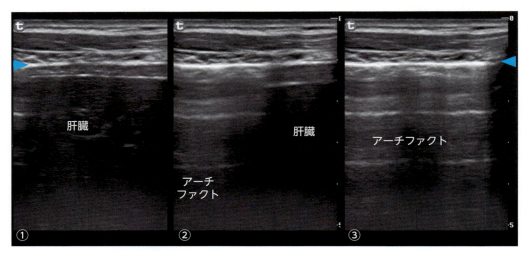

図1 » curtain sign：13MHzリニア型プローブ

胸腔・腹腔境界面にプローブを当てると，①呼気時には肝臓のみが描出されるが，②吸気とともに深部にアーチファクトを伴う胸膜ラインがプローブの下を横切り，③肝臓が尾側に押しやられてA-lineを伴うアーチファクトのみとなる。これがcurtain signである。この描出部位はzone of apposition（☞Q49）とも呼ばれ，横隔膜の観察にも利用される。
矢頭：胸膜

■ 解　説

　胸腔と腹腔の間をスキャンすることで得られるcurtain signの描出は肺エコーの重要なテクニックの1つです。curtain signはlung slidingよりも動きがはっきりしており、観察側の肺が換気されて膨張・収縮していることを示す重要な所見です。curtain signを認めれば、食道挿管は否定できます。また、左右を見比べることで片肺挿管の判断や分離肺換気の成功の判断に利用できます。

　図2に10MHzセクタ型プローブ（動画1），7MHzコンベックス型プローブ（動画2）でのcurtain signを示します。写真のような構造物が隠れるcurtain signを認めなければ、観察側の肺が換気されていないことが示唆されます。たとえば片肺挿管や食道挿管，分離換気中の状況で認められます。

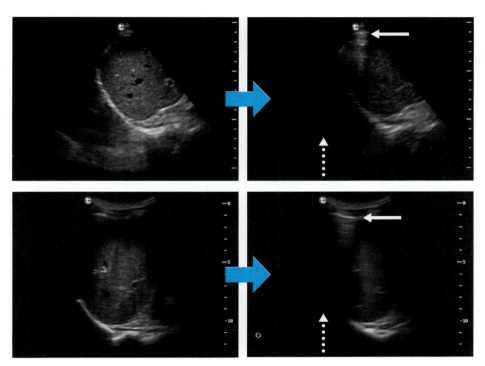

図2 » curtain sign：10MHzセクタ型（上），7MHzコンベックス型プローブ（下）
白矢印：胸膜ライン，点線矢印：curtain signにより描出されない部分

■ 描出のコツ

上方からのアプローチ

　中腋窩線で肋間を第4，第5…と下げていくと、胸膜ラインと深部のアーチファクトが画面上出たり消えたりする部位が見つかります。

下方からのアプローチ

　まず第6～8肋間中腋窩線あたりで肝臓を探し，アーチファクトが呼吸性に入りこむ部位が見つかるまで肋間を上げていくと，胸腔と腹腔が交互に観察できる部位が見つかります。動きを認めれば「curtain signあり」と判断します。肝臓は思っているよりも頭側に存在します。肝臓のイメージが肺に変化していく下方からのアプローチのほうが，初心者には簡単です。

■ ピットフォール

　リニア型プローブで下方からアプローチした場合，ゲインの設定によっては肝臓が低輝度で構造が見えず，肝表に存在する横隔膜の高輝度線状陰影が呼吸に伴い，あたかもlung slidingのように見えることがあります。深度とゲインは常に適切に調整することを心がけましょう。

　また，胸腔・腹腔境界を観察する際に，選択したプローブとその向きによっては胸膜の高輝度陰影が画面に出入りする様が気胸時のlung pointと紛らわしいことがあります。同じく，ゲインを少し明るめに調整することで肝臓の内部構造が明らかとなります。

（鈴木昭広）

■ コラム

curtainの先進部は横隔膜ではない！

　curtainがかかったときに見える胸膜は壁側胸膜と臓側胸膜の両方です。呼気でcurtainが開いた状態で肝臓の表面に見える，少し輝度が下がった線状陰影は壁側胸膜のみです。なお，curtainの先進部分は胸腔と腹腔の境界です。先進部分に含気肺があるため，深部はアーチファクトで観察できていません。一方，肝臓表面には壁側胸膜，3層の横隔膜，腹膜が観察できます（図）。

　図は胸腔・腹腔の境界でcurtain signが認められる部位を拡大したものです。左にA-lineを伴う含気肺のアーチファクト，右には肝臓が描出されています。

　curtain signを観察すると，呼吸性にcurtainが出入りするため，curtainの先進部（青矢頭）が横隔膜を示しているように思われがちですが，それは誤解です。横隔膜自体は肝臓の表面に高―低―高―低―高の5層構造の部分で構成されています。ただし，最も外側（浅い部位）に見える高輝度の線は，壁側胸膜と横隔膜表面とが合わさったものです。低輝度の部分は筋層で，筋層の中には高輝度の点線状の像が見てとれます。最も内側（深部）の高輝度陰影は腹膜と肝臓表面とが合わさったものなのです。

　一方，軟部組織直下に示した高輝度線状陰影（白矢頭）は，肺の臓側胸膜で，空気により超音波が反射するので輝度がより高くなっていることがわかるでしょう。この表面には生理学的胸水や壁側胸膜が接し，いわゆる胸膜エコーコンプレックスを構成しています。深部にA-lineが見えることより，胸膜エコーの深部はすべてアーチファクトです。curtainの先進部は，含気肺の先端部で，空気で超音波が反射されていますが，実際にはその深部に横隔膜と肝臓とが存在していることを理解してください（右図）。肺エコーの解釈にはアーチファクト部分の構造を読み取る想像力も必要です。

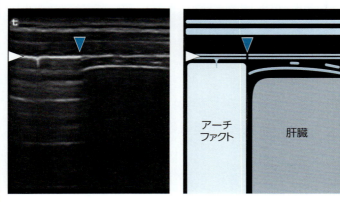

青矢頭：curtain先進部，白矢頭：肺の臓側胸膜

（鈴木昭広）

肺エコーの基本

Q32 spine signとは何ですか？

A32

- spine signとは，脊椎の高輝度線が描出される所見
- 肝臓などの実質臓器をウィンドウとすると脊椎は観察できるが，横隔膜より頭側の胸郭を形成する脊椎は胸膜ラインによるアーチファクトで通常観察できない
- 胸腔内のエコーフリースペース（胸水，血胸）やtissue-like sign（無気肺）の介在によりspine signが陽性となる（図1）
- PLAPS-point（☞ Q9）で観察しやすい異常所見

解説

横隔膜下では，肝臓などの実質臓器をウィンドウとすることで，その深部にある脊椎を描出できます。しかし，横隔膜上では肺が存在するために，含気によるアーチファク

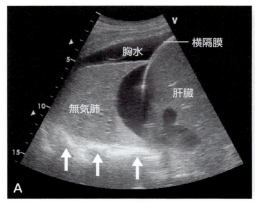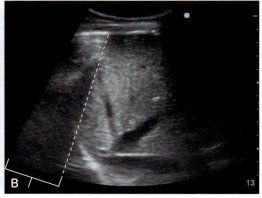

図1 » spine sign：コンベックス型プローブ
A：胸水や無気肺の介在で，椎体（矢印）が観察できる。無気肺はtissue-like signを呈する。
B：正常では，胸膜より深部のアーチファクトによって横隔膜上の脊椎は観察できない（curtain sign ☞ Q31）。

トによって深部の構造は描出することができません。

胸腔内のエコーフリースペース（胸水，血胸）やtissue-like sign（無気肺）などの存在によって肺の膨張が妨げられると，胸膜より深部のアーチファクトが脊椎を覆えなくなるために，胸腔レベルでも脊椎が観察できるようになります（図1A，2）。よって，より頭側でのspine sign陽性は，異常所見となります。

■ 描出のコツ

胸水や無気肺はPLAPS（posterolateral alveolar and/or pleural syndrome）-pointで観察されることが多いです。PLAPS-pointは後腋下線かそれより背側にあるため，プローブを持つ手がベッドについてしまうくらい背側に当てる必要があります。上肢を挙上すると，プローブの操作がしやすくなります。画像深度を，脊椎が存在する高さまで調節することで，spine signを描出することができます。

■ ピットフォール

無気肺の中にはair bronchogramを伴うものがあります（図3）。air bronchogramは，深部にcomet tail様のアーチファクトを引くために，spine signを含めた所見が消されてしまうことがあります。

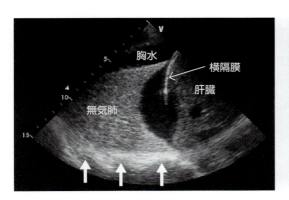

図2 » spine sign：セクタ型プローブ
図1のコンベックス型プローブと同様の所見が得られる。

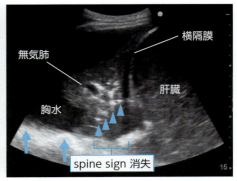

図3 » spine signとair bronchogram
胸水，無気肺の介在によって胸腔内でのspine signが陽性となっている（矢印）。その下位では，無気肺の中のair bronchogram（矢頭）によるアーチファクトのためspine signが消失している。

（丹保亜希仁）

■ コラム

胸筋の見え方とPECSブロック

　肺エコーでは肋間に超音波を当てて胸膜を観察することが多いと思いますが，ここでは胸壁を形成する筋肉や神経などに注目し，超音波ガイド下末梢神経ブロックの領域の中でも胸郭を対象としたブロックをご紹介します。

　胸筋神経ブロック（PECSブロック）は，2011年にBlancoらによって報告された比較的新しい末梢神経ブロックです[1]。大胸筋と小胸筋の間を通る外側・内側胸筋神経をブロックするのをPECS Ⅰとし，さらに小胸筋と前鋸筋の間に薬液を投与して肋間神経や長胸神経，胸背神経をブロックしようとするのをmodified PECS（PECS Ⅱ）として報告されました。

　腕神経叢ブロック鎖骨下アプローチのように鎖骨の外側1/3の尾側にリニア型プローブを垂直に置き矢状断を得ると，体表面から大胸筋，小胸筋が観察され，そのまま前腋窩線第四肋骨までスライドすると，小胸筋，前鋸筋の順に並んだ断面が観察できます。0.25％レボブピバカイン10mLを大胸筋小胸筋間に，小胸筋前鋸筋間に20mL投与してPECS Ⅰ＋PECS Ⅱを施行すると，Th 2〜4の領域の鎮痛が得られ，乳房の手術に適した鎮痛が得られます。ただし，乳頭付近や傍胸骨周辺の鎮痛は得られないため他の鎮痛手段が必要になりますので，切開部位の確認は重要です。小胸筋と前鋸筋との間や前鋸筋の下に薬液を投与する前鋸筋周辺のブロックはさらに効果範囲が広いとされていますが，どの層に薬液を注入するのがよいかなどまだ不明な点が多く，今後の検討が待たれる部分です。

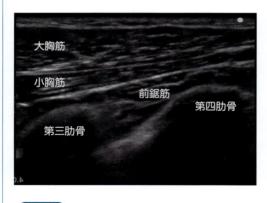

　また，「傍脊椎ブロックや局所浸潤麻酔が乳癌術後痛の慢性化を防止する」という報告もありますが[2]，PECSブロックも同様の効果を持つのか，現時点では一定の見解を得ず，今後の検討の待たれる興味深いところです。

文献

1) Blanco R：The 'pecs block'：a novel technique for providing analgesia after breast surgery. Anaesthesia. 2011；66(9)：847-8.
2) Weinstein EJ, et al：Local anaesthetics and regional anaesthesia versus conventional analgesia for preventing persistent postoperative pain in adults and children. Cochrane Database Syst Rev. 20186：CD007105.

（笹川智貴）

■ コラム

傍脊椎ブロック描出のコツ，ご紹介します

　傍脊椎ブロックは，従来，ペインクリニック領域で広く施行されてきた歴史の古いブロックです。従来はランドマーク法や抵抗消失法などいわば"手探り"で行われてきましたが，現在の主流は超音波ガイドです。抗凝固療法が多くの患者に行われるようになり硬膜外麻酔が避けられる傾向にある昨今，（完全に安全とも言えませんが）脊髄からの距離を取ることのできる傍脊椎ブロックに再注目というわけです。超音波ガイド下に行うアプローチには様々なものが報告されていますが，ここではリニア型プローブを用いた平行法アプローチのコツをご紹介します。

　傍脊椎ブロックは，脊髄神経が椎間孔から出た周辺をブロックする手技で，前方を壁側胸膜，後側を上肋横突靭帯で囲まれた空間に薬液を投与します。成功例では，投与した薬液により胸膜が下方に押し下げられる像が得られます。肺エコーを行う要領で横突起の外側，肋間に平行にプローブを当てますが，初心者が行うと体軸に垂直にプローブを当ててしまいがちで，肋骨が中途半端に写った画像となってしまいます。この画像のまま穿刺すると，肋骨に針先がぶつかり傍脊椎腔まで針を進めることができません。肋骨の走行はやや尾側に傾いているため，その角度を探し出してプローブを当てる必要があることに注意しましょう。

　そのためにも，一度肋骨の上にプローブを乗せ，肋骨の全長が画面に映し出される角度を探しましょう。肋骨は表面で超音波がすべて反射してしまうので表面が白く光り，そこより深部は何も見えません。肋骨表面の白いラインが途中で切れてしまう場合はプローブを回転させて（プローブの外側がやや尾側となるように）全長を描出しましょう（**上図**）。

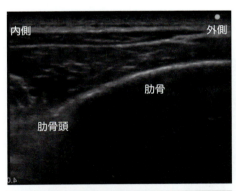

　その後，その角度を保ったまま上下の椎間にプローブをスライドすると，今まで映っていた肋骨がすべて消えて肋間がきれいに描出されます（**下図**）。外側から平行法で針を穿刺し上肋横突靭帯（矢頭）を貫いた後に薬液を投与します。もし上肋横突靭帯を貫けていない場合，薬液は肋間筋の間に広がってしまいます。少しずつ針を進めて胸膜が薬液で押し下げられる位置を探しましょう。

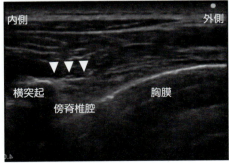

（笹川智貴）

■ コラム

肋間神経ブロックでは局所麻酔薬中毒に注意！

　肋間神経ブロックは，肋骨下縁に沿って走行している肋間神経をブロックして胸腹壁の体性痛を緩和する手技です。超音波画像ではブロックする部位の肋骨の短軸像を描出し，尾側から頭側に向かって針を穿刺します。

　神経は最も尾側に存在するため肋骨下縁近くまで針を進めればよいのですが，針を進めすぎると動脈・静脈穿刺や気胸を合併するため注意が必要となります。意外に知られていないのは，この肋間神経ブロックは局所麻酔薬中毒リスクが高い手技であることです。局所麻酔薬の使用量は他のブロックより比較的少ないのですが，肋間動静脈に直接注入されてしまう可能性があるため容易に局所麻酔薬濃度が高くなってしまうことが原因と考えられています。局所麻酔薬を投与する前に必ず吸引試験を行い，血液や空気が引けてこないことを確認することが特に重要です。局所麻酔薬中毒が発生すると，初期には多弁の様な興奮症状を認め，さらに濃度が高くなると患者は痙攣します。すぐに心電図や血圧，SpO_2などのモニター装着，気道確保酸素投与，静脈路確保してベンゾジアゼピン系鎮静薬を投与し，バイタルの安定に努めましょう。さらに濃度が高くなると心停止に至ってしまいます。

　近年は脂肪乳剤を経静脈的に大量に投与することでNaチャネルに結合した局所麻酔薬を吸着して治療を行う"リピッドレスキュー"という方法が行われています。全般的に末梢神経ブロックは局所麻酔薬の使用量が多い傾向にあり危険性が高いので，施行時は脂肪乳剤を常備しておくことが安全管理上，重要であると思います。

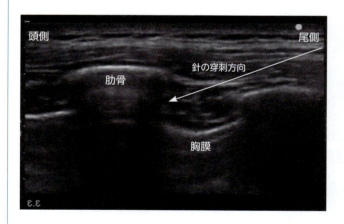

（笹川智貴）

気胸

気 胸

Q33
気胸を診断するための描出部位はどこが適切ですか？

A33

- まずは前胸部でlung sliding，B-line，comet tail artifactの有無を確認
- 胸膜を確実に同定するため，プローブは肋骨に直交するように当てる（図1）
- もしもlung slidingが消えていたら，次は側胸部に向かってlung pointを探しにいく

解 説

患者が仰臥位の際には，気胸腔の空気は重力の影響で前胸部に溜まります。よって，まずはプローブを前胸部に当て，lung sliding，B-line，comet tail artifactの有無を観察します。

この時，プローブは肋骨と直交する方向に当て，肋骨の位置から確実に胸膜の位置を

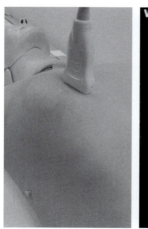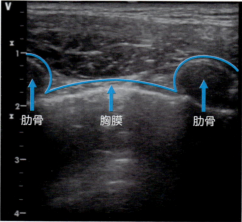

図1 » 胸膜同定のためのbat sign（☞Q18）

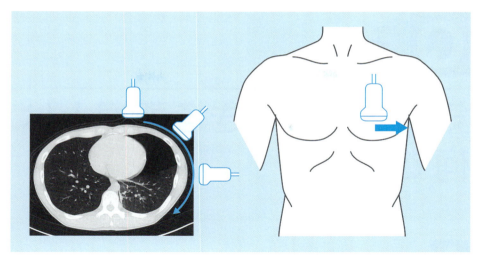

図2 » lung point描出のコツ

把握するようにします。正常肺であれば，胸膜の同定はどのような描出方法でも難しくありません。lung slidingがある膜を探せばよいからです。ところが気胸の場合，胸膜からlung slidingが消失します。よって気胸発生の際は，筋膜も胸膜もどちらも動いていない膜として，同じように見えてしまいます。解剖学的な位置関係で胸膜を理解していなければ筋膜と胸膜の区別はつけられず，胸膜のアセスメントはできません。

■ 描出のコツ

　前胸部でlung slidingが消失していた時，次はプローブを肋骨と水平方向に回転させます。この際，胸膜から目を離さないようにしましょう。次に，プローブを背側に少しずつスライドさせていくと，どこかで胸膜のlung slidingが"ない"から"ある"に変化します（図2）。この変化した点がlung pointです（☞Q36）。描出の際に肋骨のアーチファクトが気になるかもしれませんが，要は"lung slidingがない→ある"の変化が見えればよいだけなので，上手く肋骨をよける必要はありません。もしきれいに描出したい時は，変化している領域を見つけてから，そこでプローブを回転させて肋骨を外すようにしてください。

（吉田拓生）

気 胸

Q34 気胸を否定できる所見とは何ですか？

A34

- lung slidingが見える（図1，動画1）
- lung pulseが見える（図2，動画2）
- B-lineが見える（図3）
- comet tail artifactが見える（図4）

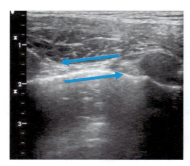

図1 » lung sliding
胸膜が呼吸性に動く。

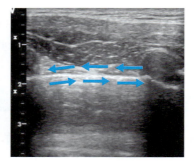

図2 » lung pulse
胸膜が心拍に連動して動く。

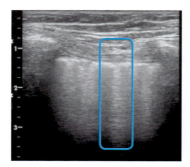

図3 » B-line
胸膜から下まで伸びる。

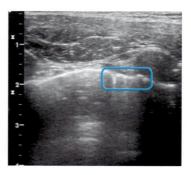

図4 » comet tail artifact
胸膜から小さく下へ伸びる。

■ 解 説

正常肺

　正常肺の壁側胸膜と臓側胸膜は，生理的胸水以外は何も挟まず隣接しています。そして，壁側胸膜は動きませんが，臓側胸膜は肺とともに呼吸性に動きます。気胸とは，この臓側胸膜と壁側胸膜の間に空気が貯留してしまう病態で，気胸の肺エコーはそこに着眼しています。

　正常肺の場合，プローブから発せられた超音波は，皮膚，皮下組織，肋間筋，壁側胸膜を通り抜けて臓側胸膜まで届きます。そして，臓側胸膜直下の肺は空気を多量に含有しているため，超音波は臓側胸膜表面で反射します。よって，臓側胸膜の動きがlung slidingとして描出されます（☞Q22）。

気胸肺

　気胸肺では，壁側胸膜の直下の胸腔内に空気が貯留します。そのため超音波は壁側胸膜で反射し，臓側胸膜まで到達しません（図5）。よって臓側胸膜の動きは描出されず，lung slidingが消失してしまうのです。同様の機序で，臓側胸膜から生じるアーチファクトであるB-line，comet tail artifactも，気胸がある場合には観察できません。超音波が気胸腔の壁側胸膜側で反射し，臓側胸膜まで届かないからです。

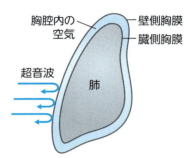

図5 » 気胸の模式図

　ただし，①呼吸停止している場合，②胸膜が癒着している場合には注意が必要です。呼吸停止の際は，そもそも臓側胸膜が動いていないのでlung slidingは見えません。代わりに，心拍動が臓側胸膜に伝わって生じるlung pulseの有無を観察します（☞Q24）。もちろん，心停止患者ではlung pulseも認めません。胸膜が癒着している場合は，臓側胸膜が壁側胸膜に癒着して動けないため，lung sliding，lung pulseともに見えません。

（吉田拓生）

気 胸

Q35
stratosphere signとは何ですか？

A35
● 気胸診断を補助するためのMモードエコー

解説

　気胸診断の基本的な流れは，まず，lung slidingがない，lung pulseがない，B-lineがない，comet tail artifactがない，と陰性所見を積み上げ，その後lung pointという陽性所見を見つけて確定診断を行います。Mモードを用いるのは，このどの過程でも構いません。気胸かどうかの判断を補助するために行います。

　正常肺の場合，Mモードを当てると胸膜を境に海（sea）と岸（shore）のように見え，それをseashore signと呼びます（図1）。ところが気胸の際は境目がなく，小さな層が連なっているように見えます。これを成層圏（stratosphere）にたとえてstratosphere signと呼びます（図2，☞コラムp89）。lung point付近でMモードを当てると，これらの所見が混在します。

　図3はlung point付近のMモードです。左半分はlung slidingが消失しています。右半分はlung slidingは消失しておらず，B-lineも見えます。左側でMモードを行えばstratosphere sign，右側でMモードを行えばseashore signが見えます。中央でMモードを行うと，混在した所見が得られます。

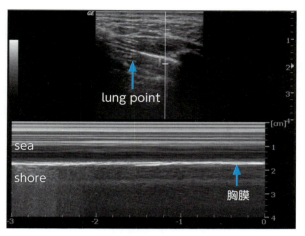

図1 » seashore sign (正常胸膜側)

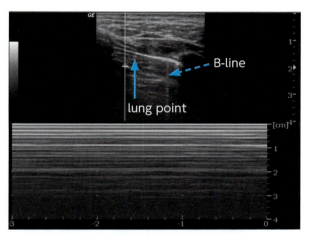

図2 » stratosphere sign (気胸側)

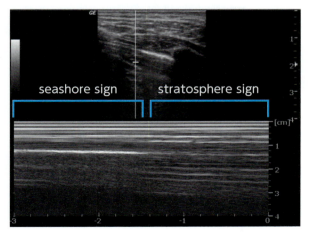

図3 » lung point付近のMモード

(吉田拓生)

■ コラム

ゼリーでできる！ stratosphere sign

　胸腔内に空気が貯留する気胸では，Ｍモードでstratosphere signが観察されます．このstratosphere signも，研修医や後輩の指導のために「こんな感じ」と手軽に示せると便利ですよね．これも人工的に作り出し，空気による超音波の反射がいかに強いかを印象づけられるいいモデルがあります．その方法はいたって簡単！

　リニアプローブを上に向けて薄くゼリーを塗り，Ｍモードにする．たったそれだけです．

　ＢモードでもA-lineが静止している様子が見てとれますが，Ｍモードではseashoreではなくきれいな横線が連続するのがわかります（**右図下**）．

　この方法は，実際に気胸に遭遇していなくても，気胸のＭモードを教えるのに最適です．ぜひ，ハンズオンワークショップなどでも利用してみてください．

　ちなみに，実際の患者に息止めをさせてＭモードでstratosphere signを模倣しようとしても，心拍動に伴うlung pulse（心拍動と同期する臓側胸膜の振動）により横線が定期的に妨げられるため，気胸を疑う所見にはなりません．むしろ，気胸を否定する所見になってしまいます！　教育指導の際に誤解を与えないためにも，息止めのＭモードをstratosphere類似の所見として紹介してはいけません．lung pulseのＭモードを紹介する場合には，可能な限り心電図と併せて紹介することおすすめします．

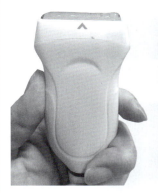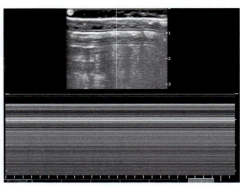

Ｂモード

Ｍモード

（鈴木昭広）

■コラム

バーコードサインと呼ばないで？

　気胸のMモードでは"stratosphere sign"という呼称が用いられます。stratosphereとは，成層圏という意味です。当初筆者は，空気が層状に重なっているstratosphereのイメージから，多数の線が重なる気胸のMモード像をこのように名づけたのだと思っていました。しかし，名づけ親のLichtensteinによれば，これは戦闘機のジェット気流のような"危険"なイメージで命名したとのことなのです。stratosphere signには"バーコードサイン"という通称がよく知られています。"バーコード"は身近でイメージしやすいため，「確かにその名前いいかも」と納得してしまうのですが，実はLichtensteinはバーコードと呼ぶことには反対しているのです。

　その理由として，①近年バーコードは多彩な変化を遂げ，必ずしも平行な線分だけでできているとは限らないこと，②バーコードは買い物や旅行などと関連した楽しい印象を持ち，気胸という病態の危険なイメージからかけ離れること，を挙げています。確かに，QRコードもバーコードの一種ですよね。

　stratosphereという単語はとっつきにくくて覚えにくいのに対して"バーコード"は覚えやすいので，初心者がいったん"バーコード"で覚えてしまうと急速に広まってしまいます。命名者に敬意を表して「stratosphereで伝えていくことにしよう！」と筆者は思うのです。

（鈴木昭広）

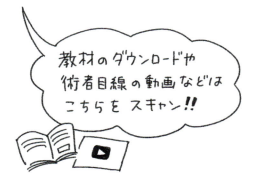

気胸

Q36
気胸を確定できる所見とは何ですか？

A 36

- 唯一の陽性所見であるlung pointを見つける（図1，動画1）

■ 解 説

　エコーでの気胸診断が難しい点は，陰性所見の積み重ねによって診断に迫らなければいけないところにあります。正常では見えるはずのlung slidingがない，lung pulseがない，B-lineがない，comet tail artifactがない，といった陰性所見を積み重ねるわけです。このような診断は実際の臨床現場で判断を迷わせることが多く，「本当にないのか？　描出が悪くて見えないのだろうか？」という不安に駆られてしまいます。どんなことでもそうですが，「見える」と断言するよりも「見えない」と断言するほうが難しいでしょう。そんな中で，唯一の陽性所見とも言える所見がこのlung pointです。

lung pointの機序

　この所見があれば，気胸はほぼ確定です。lung pointは，lung slidingが見える部位とlung slidingが見えない部位の境界を指します。気胸といっても，臓側胸膜，壁側胸膜の間に均一に空気が溜まるわけではありません。図2のCT画像を見れば一目瞭然でしょう。患者さんが仰臥位の時，空気は重力の影響を受けて前胸部側に溜まり，前胸部のlung slidingは消失します。しかし，背側の臓側胸膜と壁側胸膜はまだ隣接しているため，背側ではlung slidingが見える場所があります。この境目がlung pointです。つまり，通常lung pointは側胸部で描出できます（描出方法は☞Q33）。ピットフォールは，肺が完全に虚脱した場合です。気胸であっても背側の胸膜腔まで空気が貯留してしまうとlung pointは見えません。

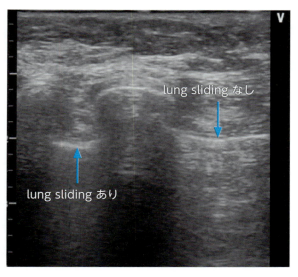

図1 » lung point
肋骨直下付近にlung sliding有無の境界線がある。

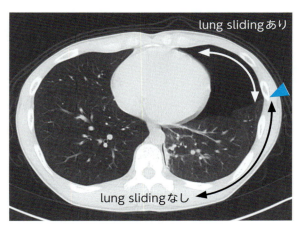

図2 » lung pointの機序

ブラと気胸の鑑別

　胸膜が癒着していると，臓側胸膜が壁側胸膜と近接したまま動かないのでlung slidingは消失します。ブラ直上の胸膜は癒着している可能性があります。結果として，ブラに一致して局所的にlung slidingが消失する可能性があります。場合によっては，lung pointのような所見が見える可能性もあります。仰臥位であれば，通常の気胸では重力に従い空気は上へ行くため，前胸部全般のlung slidingが消失します。以上より，ブラと気胸の鑑別はlung slidingの消失部位の局在を見て冷静に判断する必要があります。

（吉田拓生）

■ コラム

lung pointではなくheart point？

　気胸の確定診断に使えるのがlung pointでした。これに対して"heart point"という用語があるのをご存知でしょうか？

　これは"左の胸腔の気胸"にのみ現れることがある，独特のサインです。

　左気胸の場合，心臓の前にも空気が貯留します。心臓は拡張期に膨らんで収縮期にしぼむように振る舞います。心エコーで観察する際，拡張期には血液が充満して前胸壁側に心室が接触し，収縮期には胸壁から離れるような動きをすると，拡張期のみ心臓が観察でき，収縮期に画面が突然ブラックアウトするようなエコー画像が得られることになります。心臓が小さくなった際に胸壁と心臓の間に空気が介在すると，視野が失われるわけです。まるで電灯スイッチをオン／オフするように交互に描出・消失を繰り返す，非常に興味深い所見です。

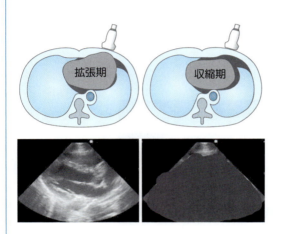

　これがheart pointです。なお，左のエコー画像は，heart pointを模倣するために加工処理をしています。左気胸の場合には，heart pointが見えるかどうか，ぜひ試してみてください。

参考

▶ Stone MB, et al：The heart point sign：description of a new ultrasound finding suggesting pneumothorax. Acad Emerg Med. 2010；17(11)：e149-50. [https://doi.org/10.1111/j.1553-2712.2009.00660.x]

（鈴木昭広）

気 胸

Q37
皮下気腫はどのように見えますか？

A37
- B-lineのように見えることもあるので注意する
- 肋骨直下ではなく，皮下組織から伸びる

解説

　気胸患者に皮下気腫を伴うことは稀ではありません。もし皮下気腫の上にプローブを当てた場合，プローブから出た超音波は皮下気腫の空気で反射し，その下にアーチファクトを生みます（図1，動画1）。通常は高輝度の線や点，comet tail artifactを多数認めるものですが，時に，まるでB-lineのように見えてしまうことがあります（図2）。

　B-lineが見えることは気胸に対して否定的な所見ですので，この所見をもって気胸を否定すると，気胸を見逃すことになってしまいます。見間違えないためのコツは，そのアーチファクトの出所をしっかりと確認することです。B-lineは肋骨直下の胸膜から下に伸びる深部まで減衰しないアーチファクトである一方で，皮下気腫によるアーチファクトは胸膜より浅い部位から下に伸びているはずです。画面深部まで伸びることも稀です。しっかりと肋骨の位置を把握し，肋骨直下の胸膜を確実に把握しながらアセスメントすることが大事です。

症例

　図3は，気胸はドレナージにより改善したものの，皮下気腫は残存している症例でした。皮下気腫が見えますが，気胸腔の空気はしっかりとドレナージされているため，肋骨直下の胸膜にはlung slidingが見えています（図3，動画2）。

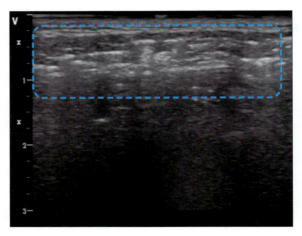

図1» 皮下気腫

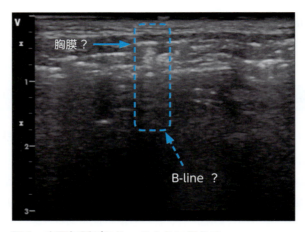

図2» 皮下気腫がB-lineのように見える

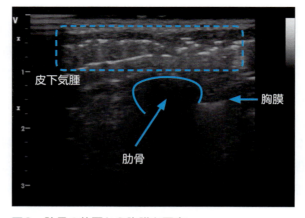

図3» 肋骨の位置から胸膜を同定

（吉田拓生）

■コラム

中心静脈穿刺では穿刺前後に気胸もチェック！

過去に，中心静脈ライン確保において死亡などの重大事故が相次ぎましたが，近年は超音波ガイド下に穿刺することで安全性が高まっています。筆者は，穿刺前後に必ず肺のスキャンを行い，気胸ができていないことを確認しています。ここでは，麻酔科医がよく用いる右内頸静脈の穿刺プロセスを紹介します。

①プレスキャン (A)

穿刺前に，前胸部で空気が溜まりやすいであろう高い位置で胸膜ラインを確認し，正常なlung slidingがあることを確認します。

②穿刺 (B・C)

プレスキャン後，超音波ガイド下に穿刺を行います。プローブと穿刺針を少しずつずらしながら，針の先端が血管後壁を貫かず，かつ血管内中央付近に進めるまで超音波でモニターし続けます。

③ガイドワイヤー挿入・位置確認 (D)

穿刺針が適度な位置へ進んだら，ガイドワイヤー (GW) を挿入します。右房にワイヤー先端が入ると危険なため，たとえば右内頸静脈穿刺では，絶対に15cm以上ワイヤーを進めないようにします。GWが入ったら，ワイヤーが右鎖骨下静脈に迷入していないこと，腕頭静脈を経て上大静脈方向に進んでいったことを確認します。

④カテーテル留置

ダイレーターを用いて鈍的拡張し，カテーテルを留置します。カテーテルの音響陰影などをもとに，カテーテルが静脈内に確かに挿入されていることを観察します。

⑤ポストスキャン (A)

最後に，前胸部の肺エコーで気胸所見が出現していないことを確認します。

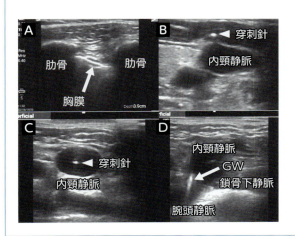

特に，困難な事例を引き継ぐような場合では，自分より前に穿刺した医師が既に気胸をつくっている可能性があります。穿刺だけではなく，プレスキャン，ポストスキャンで気胸の有無を必ず確認する習慣をつけるとよいでしょう。

（鈴木昭広）

sonographic interstitial syndrome

sonographic interstitial syndrome

Q38 multiple B-linesとは何ですか？

A 38

- B-lineは肺内構造物の密度が増加し，空気と肺内水分（血液など）との間で生じた胸膜からのレーザービーム状の多重反射のこと（☞Q27）。
- B-lineは胸膜からの多重反射なので，存在すれば気胸は否定
- multiple B-linesとはB-lineが1肋間で3本以上描出したもの[1]
- multiple B-linesはsonographic interstitial syndrome（SIS，間質症候群）におけるエコーサインの1つ[1]
- 通常左右8つ（片側4つ）のエリア[2]でプローブを当てて診断する（図1）
- B-lineの本数がSISの重症化に比例するという報告もある[3]

解説

multiple B-linesは，病的に肺内水分量が増加して小葉間まで水分浸出が生じた際によく認められるエコー所見で，図2のようなレーザービーム状の高輝度かつ垂直方向のラインです（動画1）。画面上底辺まで到達し，lung slidingに一致して動きます。通

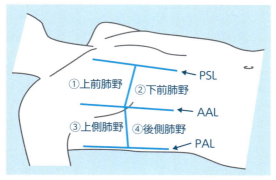

図1 » 間質症候群を診断する上での4つのエリア

PSL：parasternal line（傍胸骨ライン）
AAL：anterior axillary line（前腋窩線）
PAL：posterior axillary line（後腋窩線）

（文献1，2より作成）

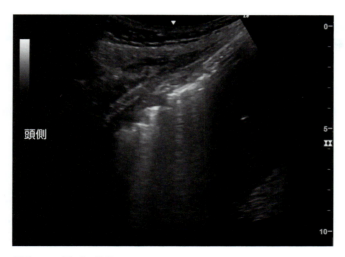

図2 » multiple B-lines

常，この高輝度ラインは数cmで消失し，Z-lineまたはcomet tail artifactと呼ばれる所見が正常所見とされています。また，1～2本程度のB-lineも正常所見と言えます。肺のスキャンゾーンにもよりますが，リニア型とセクタ型，もしくはコンベックス型により描出深度が違います。より深い後2者のプローブでB-lineが画面上底辺まで届いており，かつ3本以上認められた場合は，確実にmultiple B-linesと言えるでしょう。一般的に上・後側肺野の背側に多く認められますが，人工呼吸中の患者では，呼気終末陽圧（positive end-expiratory pressure：PEEP）などの条件を変えることによってB-lineの本数が変わることがあります。このことを応用して，より良い換気条件を行うとの報告もあります[4]。

■ 描出のコツ

図2は，78歳女性，実質性肺炎をきたしている症例です。本症例では，右上側肺野にコンベックス型プローブを矢状方向に当てています。上・下前肺野ではリニア型プローブ。上・後側肺野ではコンベックス型もしくはセクタ型プローブがおすすめです。最初は矢状断面で検索するのがよいですが，B-lineが多く認められたところでプローブを反時計回りに回し，横断面として肋骨に沿って探すことで，B-line本数の変化を見ることができます。リクルートメント操作によるopen lung strategy[5]では，B-lineが減少するのを観察することができます。

■ ピットフォール

　B-lineの本数は，肋骨と直交するようにプローブを当てた場合でカウントするほうがよいです。肋間に沿って横断面でB-lineを数えた場合は本数が多めになり，過大評価につながります。また，ゲインを上げすぎた設定でも全体が白くなり，B-lineが融合して見えてしまいます。

文 献

1) Volpicelli G, et al：International Liaison Committee on Lung Ultrasound (ILC-LUS) for International Consensus Conference on Lung Ultrasound (ICC-LUS)：International evidence-based recommendations for point-of-care lung ultrasound. Intensive Care Med 2012；38(4)：577–91.
2) Volpicelli G, et al：Bedside lung ultrasound in the assessment of alveolar-interstitial syndrome. Am J Emerg Med. 2006；24(6)：689-96.
3) Bauhemad B, et al：Ultrasound for "lung monitoring" of ventilated patients. Anesthesiology. 2015；122(2)：437-47.
4) Stefanidis K, et al：Lung sonography and recruitment in patients with early acute respiratory distress syndrome: a pilot study. Crit Care. 2011；15(4)：R185.
5) Keenan JC, et al：Lung recruitment in acute respiratory distress syndrome: what is the best strategy？ Curr Opin Crit Care. 2014；20(1)：63-8.

（小高光晴）

sonographic interstitial syndrome

Q39 diffuse multiple B-linesとは何ですか？

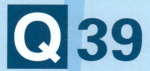

A39

- diffuse multiple B-linesとはmultiple B-linesが左右のエリア①〜④（☞Q38）と8つの肺野すべてにわたり，びまん性（diffuse）に認められるエコー画像（図1）
- sonographic interstitial syndrome（SIS）の中でも（心原性）肺水腫で認められることが多い
- 肺内水分量がさらに増加した場合はmultiple B-linesが融合し始め，fused B-linesと呼ばれる
- fused B-linesは肺水腫重症化の徴候となる（図2，動画1）

解説

　両側性かつびまん性（diffuse）にmultiple B-linesが認められ，均一化されている疾患は心原性肺水腫です．ほかにも急性呼吸窮迫症候群（acute respiratory distress

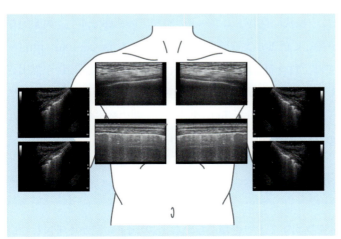

図1 » diffuse multiple B-lines
左右すべて，8つのエリアにmultiple B-linesが存在する．

101

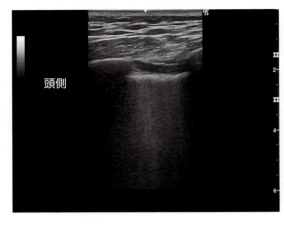

図2》fused B-lines
62歳男性，心肺蘇生後にARDSをきたした症例。本症例では，エリア①上前肺野の左第3肋間よりリニア型プローブを矢状方向へと当てている。

syndrome：ARDS)[1]や肺線維症，胸膜疾患でもdiffuse multiple B-linesは認められますが，局所性や片側性で不均一なB-linesが多く，心原性肺水腫のようにびまん性左右対称になることはありません。さらに心原性肺水腫が疑われる症例では心エコーを同時に行い，心嚢水，壁運動，弁膜症，左室駆出率，拡張能などの評価を行うとよいでしょう。

■ 描出のコツ

基本的にはどのプローブでも描出可能ですが，心エコーを同時に行う確率が高いことから，セクタ型プローブがよいとされています（☞Q6）。また，肺エコーのスタンダードプロトコールとしてLichtensteinらの提唱したBLUEプロトコール[2]があります（☞Q70）。彼らはマイクロコンベックス型を用いて，すべてのゾーンを迅速にスキャンする方法を報告しています。5つのプロファイルにより呼吸不全が分類されており，迅速な鑑別診断が可能となっています。

BLUEプロトコールの中で，PLAPS (postero lateral alveolar and/or pleural syndrome) と呼ばれる所見があります。これは，胸水，無気肺，肺炎が原因で肺実質内水分量が極端に増加し，粒状に見えるエコー上の浸潤影の総称です[2]。典型的なものとして，肺の含気が著しく低下し実質臓器のように見えるtissue-like sign（☞Q32）と，胸水との境界で肺実質含気が悪くなり，断片的(shred)にB-lineが描出されるshred sign（図3～4，動画2～3）があります。動画2は実質肺炎像で，吸気時にtissue-like signが目立ちます。動画3では，5cmを超える大量の胸水が貯留しており，無気肺に伴ってshred signが認められるのがわかります。

■ ピットフォール

Dietrichら[3]はB-lineを描出する上で影響を与える25の因子を細かく報告してい

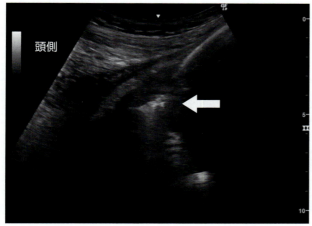

図3 » shred sign

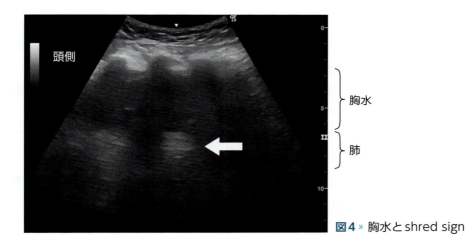

図4 » 胸水と shred sign

ます。主なものとして，機器のセッティングと信号処理が挙げられます。具体的には tissue harmonic imaging, compound imaging, pre-post processing, フィルター, interpolation algorithm（データ書き換えに関するアルゴリズム）などの機能はすべてオフにしておく必要があります。自施設のエコー機器を確認し，上記モードをすべてオフにした状態を"肺エコーモード"として登録しておくことで，エコー施行者間の測定誤差が少なくなるようです。

文 献

1) 日本呼吸療法医学会/日本集中治療医学会：Part 2（GRADE systemによる推奨）．ARDS診療ガイドライン．3学会合同ARDS診療ガイドライン2016作成委員会，編．日本呼吸器学会，他，2016.
2) Lichtenstein DA, et al：Relevance of lung ultrasound in the diagnosis of acute respiratory failure: the BLUE protocol. Chest. 2008；134(1)：117-25.
3) Dietrich CF, et al：Lung B-line artefacts and their use. J Thorac Dis. 2016；8(6)：1356-65.

（小高光晴）

sonographic interstitial syndrome

Q40 sonographic interstitial syndromeとは何ですか？

A40

- sonographic interstitial syndrome（SIS，間質症候群）とはエコー画像上，肺組織の密度が増加する疾患の総称で，B-linesの存在が必要
- 臓側胸膜，間質内水分，肺胞の空気が多重反射を生じ，レーザービーム状の高輝度ラインが描出される病態[1]
- SISと診断するには3本以上のmultiple B-lines（☞Q38）が2つ以上のエリアで認められることが必要
- multiple B-linesは融合するとfused B-lines（☞Q39）となり，fused B-linesが融合するとwhite lung（図1，動画1）となる

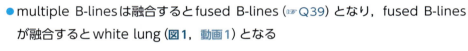

解説

sonographic interstitial syndrome（SIS）はあくまでエコー診断上の名前で，X線

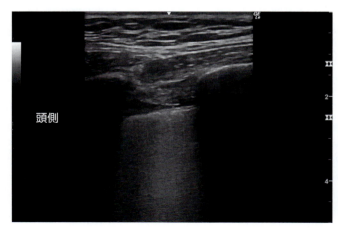

図1 » white lung
70歳代男性，ARDS。lung slidingはほとんど見られない。本症例は，エリア③右上側肺野にリニア型プローブを使用。

表1 sonographic interstitial syndromeの分類

focal B-lines	間質・実質肺炎，胸膜炎，肺癌，肺挫傷，無気肺など
びまん性 multiple B-lines 不均一 (non-homogeneous)	ARDS，肺線維症，胸膜炎など
びまん性 multiple B-lines 均一 (homogeneous)	うっ血性心不全，溺水など
multiple B-lines ＋不整胸膜像	ARDS，間質性肺炎，肺線維症など

やCTなどから診断される間質性肺炎，肺線維症とは定義上異なるものです。しかし，実際の疾患では重複しているものもあります。SISの主な原因として，肺水腫，急性呼吸窮迫症候群（acute respiratory distress syndrome：ARDS），間質性・実質性肺炎，肺線維症，溺水，肺挫傷，サルコイドーシスなどが挙げられます。主にmultiple B-linesの種類によって，4つに分類されます[1]（**表1**）。

市中肺炎に関しては感度93％，特異度98％と[2]かなり高い数値になっていますが，SISの診断を絞り込むには，ほかの検査も欠かせません。たとえば，喀痰・血液培養，CT，X線，気管支鏡，生検，血液検査などを併用して鑑別を行っていきます。さらに肺線維症では，膠原病などの既往や化学物質への曝露等のチェックを行います。Q41ではSISの中で頻度の高い3疾患に絞って解説します。

文献

1) Volpicelli G, et al: International Liaison Committee on Lung Ultrasound (ILC-LUS) for International Consensus Conference on Lung Ultrasound (ICC-LUS):International evidence-based recommendations for point-of-care lung ultrasound. Intensive Care Med. 2012;38(4):577–91.
2) Reissig A, et al:Lung ultrasound in the diagnosis and follow-up of community-acquired pneumonia: a prospective, multicenter, diagnostic accuracy study. Chest. 2012;142(4):965-972.

（小高光晴）

■ コラム

"間質症候群"の名称はなくなる!?　間質症候群の名前の由来

　筆者が急性期超音波に取り組んだ頃，そもそもうっ血に伴う心原性肺水腫の所見で出現するB-line，およびびまん性に多発B-lineをきたす病態に関しては国内に名前がなく，論文などではinterstitial syndromeと，一括りにされていました。それまで細々と国内で肺エコーの講演やハンズオンを行っていましたが，非常にパワフルなツールであるにもかかわらず，いまひとつ普及のための爆発力に欠けるため，野村岳志先生とともに日本の有志を募り，デンマークに本拠地を置くUSabcdという団体の肺エコーのハンズオンに参加してノウハウを学ぼうという運びに至りました。

　USabcdのワークショップは，講義などの座学を事前のe-learningで済ませ，ハンズオンでは可能な限りプローブを握る時間を増やす，というコンセプトで行われており，病的所見の提示などを含めて非常に完成度が高く，驚かされました。

　我々はエコーハンズオンの活動を行うにあたりABCD sonographyという団体をつくっていますが，肺エコーはほぼそのままの形で日本に輸入する，という方針となり，eラーニングの和訳プロジェクトが始まりました。しかし，やはり内科の書籍などをあたってもinterstitial syndromeに相当する日本語は見当たらず，結局"interstitial＝間質の"，という言葉を直訳して"間質症候群"という造語が生まれたのです。

　急性期超音波を実践する時は，最終診断に至ることよりも，とりあえず病態の把握と診療の方向性を決定づけるために超音波を利用していることが多くなっています。たとえば低酸素血症の鑑別として気胸でも胸水でもない，肺胞や肺胞隔壁など実質相当部に何か異常がありそうな状況，という情報でひとまずは十分であり，"間質症候群"は受け入れられやすい印象を持って始まりました。ところが，少しずつこの所見が広まるにつれ，古くから呼吸器超音波に取り組む内科医や，放射線科の医師からは"間質"というのは実情にそぐわないのではないか，という意見を頂くようになりました。

　現在，日本超音波医学会でも語句の定義や呼称を統一しようという動きがあり，sonographic interstitial syndromeという名前で超音波所見に特有の言葉として採用する動きがありますが，日本語名は検討課題のままとなっています。訳を担当した者としては責任を感じるとともに，急性期エコー屋の中では"間質症候群"の通称で出回っているこの言葉が正しい定義と名称で新しく生まれ変わり，より広く社会的地位を得ることを期待しています。

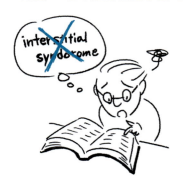

（鈴木昭広）

Q41 肺炎，心原性肺水腫，ARDSの鑑別方法を教えてください

sonographic interstitial syndrome

A41

- sonographic interstitial syndrome（SIS）の中でも，肺炎，心原性肺水腫，ARDSは頻度が高く鑑別を要する
- 特徴は多岐にわたる（表1）
- white lung，spared areaなど各疾患に特徴的所見がある

解説

ここではまず，各疾患の特徴をまとめました（表1）。実際の症例像と併せてイメージしていきましょう。

表1　間質・実質性肺炎，心原性肺水腫，ARDSの肺エコー上の鑑別

	実質性・間質性肺炎	心原性肺水腫	ARDS
臨床経過	急性〜慢性	急性	急性
multiple B-lines	あり	あり	あり
multiple B-linesの分布	不均一	両側びまん性均一	不均一
multiple B-linesの位置	背側，肺底部	左右対称	spared area（＋）
利尿薬効果	なし	あり	なし
胸膜ライン異常	あり	なし	あり
lung sliding	あり	あり	なし〜低下
lung pulse	あり	あり〜なし	あり
肺硬化像	時々	なし	背側にあり
胸膜びらん	局所	頻回かつ広範	まれ

spared area：正常な肺実質がエコー上黒く映る所見。focal B-lines間隙にみられることが多い（図6C）。

（文献1より作成）

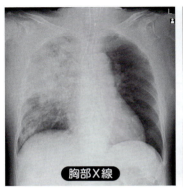
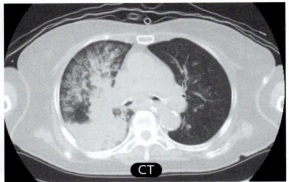

図1 » 症例1：右の大葉性肺炎

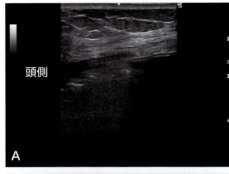
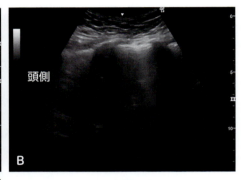
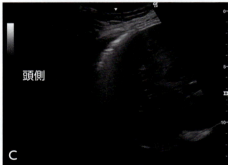

図2 » 症例1：右の大葉性肺炎のエコー所見

A：エリア①右上前肺野，リニア型プローブ使用。B-lineとlung sliding，さらに肺炎に特徴的な胸膜ラインの不整がみられる（☞動画1）。
B：エリア③右上側肺野，コンベックス型プローブ使用。多くのfused B-linesが認められ，かつ不均一（☞動画2）。
C：エリア④右後側肺野，コンベックス型プローブ使用。本症例では，右下葉の含気が保たれている。したがって，B-lineはみられるもののcurtain signの描出が可能であった（☞動画3）。

症例1：右の大葉性肺炎

79歳女性，呼吸苦を主訴にICUにて人工呼吸管理と抗菌薬にて加療中。**図1**は胸部X線とCT像，**図2**（動画1〜3）がエコー所見です。診断は，右上葉を中心とした大葉性肺炎です。X線上，下葉の含気は保たれています。

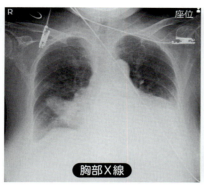
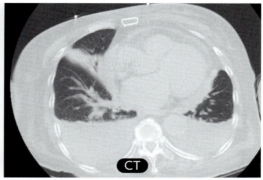

図3 » 症例2：心原性肺水腫

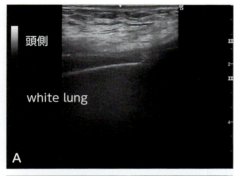
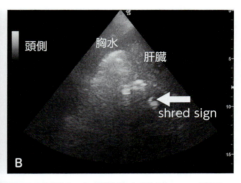
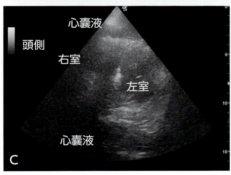

図4 » 症例2：心原性肺水腫のエコー所見

A：エリア①右上前肺野，リニア型プローブ使用。びまん性で広範均一なB-lineがみられるwhite lung像。うっ血肺に特徴的な平滑な胸膜で，lung slidingも認められる（☞動画4）。
B：エリア③右上側肺野，セクタ型プローブ使用。胸水貯留と無気肺に伴うPLAPS (shred sign ☞Q39) が認められる（☞動画5）。
C：左傍胸骨短軸像，セクタ型プローブ使用。心エコー上，心嚢液貯留，左室腔の狭小化が認められる（☞動画6）。

症例2：心原性肺水腫

　78歳女性，うっ血性心不全にてICU入室。現在，利尿薬とカテコールアミン投与にて治療中。図3は胸部X線とCT像，図4（動画4～6）がエコー所見です。X線上，著明な心拡大，右葉間胸水が認められ，CT上は両側胸水と心嚢液貯留が認められます。診断は心嚢水貯留，うっ血性心不全による肺水腫でした。

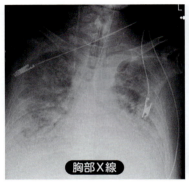
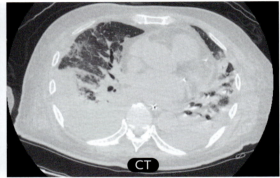

図5 » 症例3：ARDS

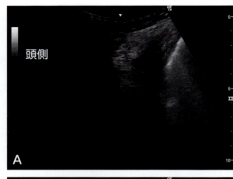
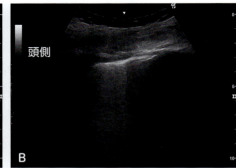
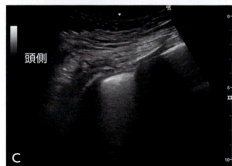

図6 » 症例3：ARDSのエコー所見
A：エリア①右上前肺野，コンベックス型プローブ使用。fused B-linesが認められる（☞動画7）。
B：エリア②右下前肺野，コンベックス型プローブ使用。multiple B-lines，胸膜肥厚が認められる。lung slidingは少ない（☞動画8）。
C：エリア③右上側肺野，コンベックス型プローブ使用。胸膜肥厚・不整が認められる。lung slidingに伴ってfused B-lineとspared areaが交互に認められ，ARDSに特徴的な所見となっている（☞動画9）。

症例3：ARDS

　77歳男性，ARDSで，敗血症性ショックによる心肺停止状態にてICUに入室し，蘇生後脳症，播種性血管内凝固症候群（disseminated intravascular coagulation syndrome：DIC）を併発した症例です。胸部X線状，両側にすりガラス様陰影がみられ，CT上は両側胸水，気管支拡張がみられます（図5）。図6（動画7〜9）がエコー所見です。Reissigらの文献では，心原性肺水腫とARDSに特徴的なエコー像も報告されています[2]。

描出のコツ

　基本的にどのプローブでもよいですが，マイクロコンベックス型ならプローブ交換の手間が省けます。また，背側所見が特に重要ですので，ICUなどでは体交時に合わせてエコーを当てましょう。特に，ICUなどで体交を行った際に上側に向けたほうは，時間がたつと肺内水分や胸水が下方へと移動して有意な所見が得られにくくなりますので，すぐに検査をしたようがよいです。

ピットフォール

　ARDSは肺炎や心不全，その他のSISとも合併します。エコー画像も混在することが多いため，エリアによって病態が変わってきます。前述の症例1～3のX線，CT画像では，どの病態も背側に無気肺や胸水の貯留がみられます。したがって，上・後側肺野ではどれもfused B-lineのような映像が描出され，鑑別がつきにくくなります。**表1**に示したような，各疾患の特徴的エコー映像が出やすいエリアは上・下前肺野です。もし，初回にCTを撮っていれば，その時の肺エコーと見比べて，無気肺や胸水貯留の境界を体表面にマーキングしておきましょう。これにより，毎日CTを撮らなくても肺エコーのみで胸水減少や体交での効果がわかるようになります。

文　献

1)　Volpicelli G, et al: International evidence-based recommendations for point-of-care lung ultrasound. Intensive Care Med. 2012;38:577-91.
2)　Reissig A, et al: Lung Ultrasound in Community-Acquired Pneumonia and in Interstitial Lung Diseases. Respiration. 2014;87:179-89.

（小高光晴）

■ コラム

なぜ"間質"ではないのか：放射線科の視点

　肺の実質は空気に触れている肺胞腔と肺胞上皮，間質は肺胞上皮下基底膜と毛細血管基底膜との間の肺胞隔壁（**左図**）なのですが，この説明でピンとくる人は少ないと思います。

　少し乱暴ですが，実質と間質の関係を説明するために，肺胞を部屋にたとえてみることにします。部屋の空気や空気に接している壁紙，カーテンを肺実質とすると，壁紙の奥にある壁が間質に相当すると言えます。もっとも，これらは肺胞単位の微細構造の話なので，高分解能CTなどの画像で実際に観察しているのはずっと大きな構造，すなわち建物全体の大きな支柱や構造フレームなどであり，これらはリンパ路間質（**右図**）と呼ばれています。

　肺胞を部屋サイズとしてしまうと，エコーのプローブは高層ビルより大きくなってしまうので，エコーで異常をとらえているのは肺実質や間質，リンパ路間質を跨ぐ大きな病変になります。

　「肺は空気に満たされているから超音波検査は適さない」と学んだり教えたりしてきた者にとって，最近の胸部エコー診断の発展には驚くばかりです。今や急性期には他のいかなる画像検査よりも簡便に，また早期から異常を描出できることに驚かされます。その一方で，病理像と画像を対比させながら疾患概念を育ててきた者にとって，これまで使用してきた用語と新たな用語が類似していたり，守備範囲が広すぎる使われ方をされたりすることにはいささかの懸念があります。

　筆者が学生の頃は，もっぱら胸部単純X線が胸部の主たる画像検査で，「すりガラス様陰

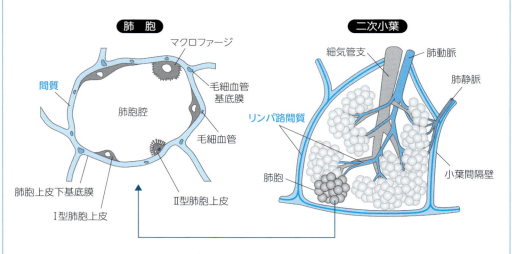

肺胞レベルでの間質，より広義なリンパ路間質を色で示してある。実際にエコーで観察されるのは，これらの間質だけではなくむしろ肺胞腔内の異常であることも多い。

影（ground glass opacity）は間質性肺炎を示唆する」と教えられました。当時は肺野の病変といえば，肺癌，結核，大葉性肺炎，気管支肺炎，間質性肺炎くらいのもので，「肺実質（肺胞腔内）の含気がなくなれば肺炎」「気管支壁の肥厚や気道に沿って病変の広がりがみられれば気管支肺炎」「びまん性にすりガラス様陰影がみられれば間質性肺炎」としても，あながち間違いではありませんでした。

　CTが頻繁に撮影されるようになると，この大雑把な考え方では対応できなくなってきました。肺の含気が水などで完全に置換されている状態であるconsolidationに対して，すりガラス様陰影は背景肺の血管構造が透見できる程度に含気が残る肺野の不透明さ（opacity）を指します[1]が，胸部単純X線やCTあるいは高分解能CT（high-resolution CT：HR-CT）ではすりガラス様陰影の意味が異なってきてしまうことも明らかになりました。胸部全体の厚みをすべて投影した胸部単純X線写真ではCT上の限局性のconsolidation（肺炎）もすりガラス陰影に見えることがあるし，10mmのスライス厚で撮影したCTでは粒状影や網状影，淡い肺水腫などもすりガラス様陰影に見えてしまい病態の本質に迫ることができません。1mm程度の薄いスライス厚が撮影できるようになり，HR-CTの概念が広がってきて，やっと顕微鏡サイズの病理像とCT画像との対比が現実味を帯びてきましたが，それでもオーダーの違いは依然として大きいままです。

　胸部の画像診断を学ぶ時，肺の実質と間質の違いを真っ先に習います。肺実質はガス交換の場として空気に触れる肺胞腔と肺胞上皮で，肺の間質とはⅠ型・Ⅱ型肺胞上皮の基底膜と肺胞毛細血管内皮細胞に挟まれたガス交換の場を形成している骨格的な部分（いわゆる狭義の間質）です。これに，胸膜，小葉間隔壁，気管支肺動脈束などの構造を含めて，リンパ路間質あるいは広義の間質として理解が得られてきました[2]。もちろん，HR-CTであってもこれらの顕微鏡的なスケールと一致はしませんが，この距離をすり合わせる努力によって用語と疾患概念の理解が成り立ってきました。このような訓練を受けてきた者，肺の超音波検査に馴染みのない呼吸器内科医や病理医，あるいはCT画像をもっぱら参照する放射線科医からすると"interstitial syndrome"あるいは"間質症候群"という用語からは，どうしても前述の間質を主座とする病態を思い描いてしまうのです。

　一方で，comet tail artifactやring-down sign（いずれもアーチファクト）は，肺水腫，間質性肺炎などのびまん性肺疾患，肺炎，無気肺，肺挫傷，肺梗塞など様々な病態が含まれます。これらはいわゆる間質に限局した病変ではなく，むしろ肺実質の変化も強い病態でも多いため，以前は"alveolar-interstitial syndrome"という用語も用いられてきました[3]。"interstitial syndrome"あるいは"間質症候群"という用語は，急性期の超音波検査に慣れていない多くの医師にとっては，より狭い病態を想起させ誤解を生んでしまいます。

用語は変遷するものですし，また胸部領域における超音波検査の有用性に疑いはありません。しかし，多くの医療従事者で共通の用語が使用される場合には，誤解のより少ない言葉の選択が望ましいと考えます。

文　献

1) Hansell DM, et al:Fleischner Society:glossary of terms for thoracic imaging. Radiology. 2008;246(3):697-722.
2) Lichtenstein D, et al:The comet-tail artifact. The comet-tail artifact. An ultrasound sign of alveolar-interstitial syndrome. Am J Resp Crit Care Med. 1997;156(5):1640-6.
3) 藤本公則:ビギナーのための胸部画像診断画像診断― Q&Aアプローチ― . 2014;34(8):872-4.

（三角茂樹）

■ コラム

なぜ"間質"でないのか：呼吸器内科の視点

　間質症候群（interstitial syndrome）という耳慣れない言葉を本書編者である鈴木昭広先生から伺いました。うっ血に伴う心原性肺水腫で出現する病態とのことで，調べましたが，やはり日本呼吸器学会の呼吸器学用語集にも掲載されていませんでした。呼吸器内科で"間質"といえば，狭義にはガス交換に寄与しうる肺胞中隔を指し（肺胞は含まない），広くはガス交換に直接関与しない支持体である小葉間結合組織，胸膜の結合組織，気管支・肺動脈の結合組織を指します（新 呼吸器専門医テキスト．南江堂，2015）。疾患ではやはり間質性肺炎ということになります。わが国では1954年に本間行彦先生らによって間質性肺炎の概念が導入されました。間質性肺炎の多くは原因不明の特発性で，緩徐に肺が線維化して呼吸不全が進行しますが，治療法はまだ確立されていません。疾患概念はわが国でも症例が集積，検討されて様々な変遷を経ています。呼吸器内科において間質性肺炎は，長年にわたり画像や病理を中心に熱い議論が重ねられてきた疾患であり，現在でも最もホットな疾患の1つと言っても過言ではありません。ですから呼吸器内科医が"間質"と聞くとまずは間質性肺炎を思い浮かべますが，間質症候群を思い浮かべることはほとんどいないと思います。間質症候群が呼吸器内科で認知されていない原因として，①心原性肺水腫は呼吸器内科でなく主に救急科や循環器内科で治療されてきたこと，②呼吸器内科医は肺水腫や肺エコーに関心が低かった歴史があること，が考えられます。また，呼吸器内科的には間質症候群で肺胞と肺胞隔壁が一括して扱われていることには抵抗があります。しかし，間質症候群と呼ばれる病態は存在するわけですから，救急科，呼吸器内科，循環器内科，放射線科が知恵を出し合い，共有して使える用語や疾患概念を確立する必要があると思います。

（浜崎直樹）

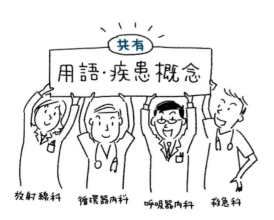

胸　水

胸水

Q42
quad signとは何ですか？

A42
- quad signとは，肋間に垂直にプローブを当てた際，壁側胸膜と臓側胸膜の間に四角形のエコーフリースペースが描出される所見（図1）
- quad signがあることは，胸膜間（胸腔内）に液体貯留があることを示す

■ 解 説

　肺エコーの基本画像であるbat signを描出する要領で（☞Q18），肋間に垂直にプローブを当てます。その際，胸膜間（胸腔内）に液体貯留があれば，壁側胸膜と臓側胸膜の間に，左右を肋骨の音響陰影で挟まれる四角形のエコーフリースペース（quad sign）が描出されます。

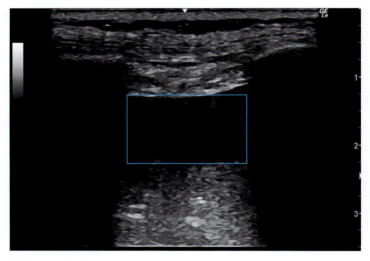

図1 » quad sign

描出のコツ

プローブの選択

通常，胸水や血胸の描出には，深部の観察に優れたコンベックス型，あるいはセクタ型プローブが適していますが，壁側胸膜直下の所見であるquad signに関しては，リニア型プローブのほうが描出に優れています。

腹側からのアプローチ

リニア型プローブを肋間に垂直に当てたまま，同一肋間を腹側から背側へスキャンしていくと，重力に従って背側に液体貯留している部位でquad signが描出されます。

ピットフォール

後腋窩線あたりから見上げるようにプローブを当てる際，しばしばプローブの向きが斜めになりがちです。肋間に垂直，かつ胸膜に垂直になるように常に心がけましょう。

（下薗崇宏）

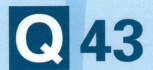

胸水

Q43
sinusoid signとは何ですか？

A43

- sinusoid signとは，quad signを認める部位でMモード画像を構築した際，臓側胸膜が呼吸運動に同調してサインカーブを描くように描出される所見（動画1）
- sinusoid signがあることは，胸腔内に液体貯留があり，かつ肺が呼吸性に動いていることを示す

■ 解　説

　quad signを描出した上で臓側胸膜の動きをMモードで観察した際，臓側胸膜は吸気時に壁側胸膜に近づく動きをするため，呼吸性のサインカーブ（sinusoid sign）が描出されます（図1）。

■ 描出のコツ

　quad signの描出については，こちらをご参照ください（☞Q42）。
Mモードによる臓側胸膜の観察
　まずは，プローブがぶれないよう持ち手をしっかりと固定しましょう。描出される臓側胸膜の動きが，実際に患者の呼吸パターンと一致しているか，確認しましょう。

■ ピットフォール

　実際には，心拍動の伝播を反映した小さな揺れ（sinusoid signより振幅が小さく周期が短いギザギザした小さな波）も観察されます（動画1）。患者の呼吸や心電図と合わせて評価をしましょう。

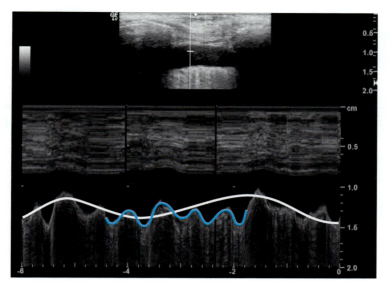

図1 » sinusoid sign
臓側胸膜と壁側胸膜との距離は，呼吸性に近づいたり遠ざかったりする。この呼吸性に動く臓側胸膜の位置を，Mモードで経時的に表示した波形がsinusoid sign（白線）である。
実際には，呼吸性の動きとともに，心拍動が伝わることでの動きもあるため，呼吸性の波（白線）と心周期性の波（青線）が合成された波形が表示される。

　胸腔内に液体貯留があっても，観察側の肺が換気されていなければ，sinusoid signは描出されません。ただし，この場合でも心拍動を反映した小さな波は観察されるので注意が必要です。

（下薗崇宏）

胸　水

Q44 胸水の量の評価方法を教えてください

A44
- 胸水の量の評価方法としては，Balikの計算式が有名
- Balikの計算式：胸水の量（mL）＝肺底部の胸膜間距離（mm）×20（mL）

■ 解説

Balikの計算式

　頭部を15°挙上したセミファーラー位で，呼気終末に，中～後腋窩線上での肺底部の胸膜間距離を測定します（動画1）。その値（mm）に20（mL）をかけて算出します[1]（図1）。

胸水の量（mL）＝肺底部の胸膜間距離（mm）×20（mL）

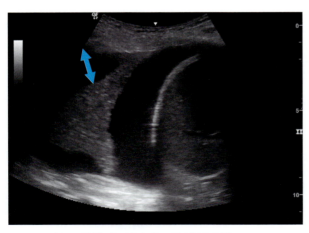 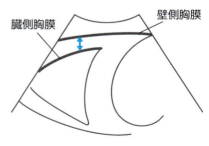

図1 » Balikの計算式：肺底部の胸膜間距離
壁側胸膜と臓側胸膜の距離（mm）を測定する。

その他の胸水の量の評価方法

Vignonらは，仰臥位で肺底部の胸膜間距離を測定し，右胸腔で45mm以上，あるいは左胸腔で50mm以上あれば，胸水量は800mL以上が予測されると報告しています[2]。

Rochらは，仰臥位で肺底部の胸膜間距離を測定し，50mm以上であれば，胸水量は500mL以上が予測されると報告しています[3]。

文 献

1) Balik M, et al：Ultrasound estimation of volume of pleural fluid in mechanically ventilated patients. Intensive Care Med. 2006；32(2)：318.

2) Vignon P, et al：Quantitative assessment of pleural effusion in critically ill patients by means of ultrasonography. Crit Care Med. 2005；33(8)：1757-63.

3) Roch A, et al：Usefulness of ultrasonography in predicting pleural effusions ＞ 500 mL in patients receiving mechanical ventilation. Chest. 2005；127(1)：224-32.

（下薗崇宏）

胸水

Q45 胸水の質の鑑別方法を教えてください

A 45
- エコーの見え方により，胸水の性状をある程度鑑別できる
- 漏出性胸水：エコーフリー
- 滲出性胸水：エコーフリー，plankton sign（膿胸や癌性胸水），hematocrit sign（血胸や癌性胸水），フィブリンなどによる隔壁構造（膿胸の慢性期）

解説

漏出性胸水では，胸水中に細胞成分などが存在しないため，基本的には全例がエコーフリースペースとして描出されます。また，通常は両側性に貯留することが多いです。

滲出性胸水では，胸水中に存在する細胞成分などを反映し，もやもやした無数の小さな粒子（swirling debris）がエコーフリースペースの中を浮遊している様子が描出されます。これはplankton signと呼ばれます（図1，動画1）。

一部の血胸や癌性胸水では，比較的大きな細胞成分を反映し，エコーフリースペースに浮遊する粒子が重力に従って背側横隔膜角などに沈殿する様子が描出されます。これはhematocrit signと呼ばれます。

描出のコツ

第4～6肋間の中腋窩線より背側から横隔膜角を観察することで，plankton signやhematocrit signを見つけやすくなります。

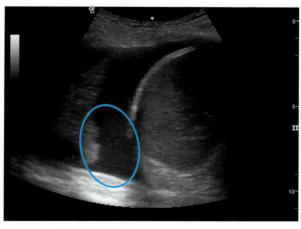
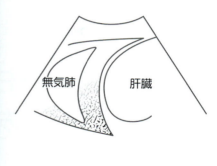

図1 » plankton sign
低輝度に描出される胸水中に，輝度の高い微細な点が，もやもやと浮遊しているように描出される。

■ ピットフォール

　ゲインの設定が悪いと，漏出性胸水にもかかわらず，もやもやしたplankton signのように見えることがあるので注意が必要です。

　漏出性胸水は，全例でエコーフリーな像となりますが，滲出性胸水に関してはあらゆる像を呈する可能性があります。エコーによる鑑別には限界があることを知っておかなくてはなりません。

〈下薗崇宏〉

胸水

Q46 エコーを利用した胸腔ドレーンの留置方法を教えてください

A46

- エコーを活用することで，Seldinger法を用いた胸腔ドレーン留置の成功率を上げ，機械的合併症を減らすことができる
- エコーの本体を，術者―穿刺部位―エコー画面が一直線になるように配置する（図1）
- 胸膜間距離が15mm以上ある肋間を選択する

解説

エコーの本体を，"術者－穿刺部位－エコー画面"と一直線になるように配置し，セミファーラー位（＋半側臥位）で患側の腕を挙げ，脇を広げた体位にします（図1）。

①プレスキャンのみで穿刺，②リアルタイムガイド下で穿刺，の2つの方法がありますが，いずれにしても，胸膜間距離が15mm以上あり，肺，心臓，肝臓，脾臓など

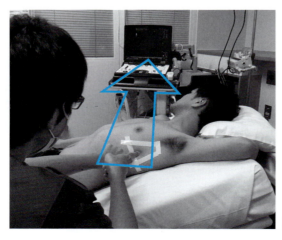

図1» 配置の工夫と穿刺時の体位

を誤穿刺しない肋間を選択します。なお，Petersenらによれば，胸腔穿刺後の気胸は，ランドマーク法で5〜18％，エコーガイド下で1〜5％とされています[1]。

■ 描出のコツ

患者と画面のオリエンテーションを一致させておきましょう（☞Q14）。たとえば，仰臥位の患者の左側から穿刺を行う際，頭側の構造物を画面の右側に描出するようにしておきます（図2，動画1）。

ここでは，横隔膜を同定するのが最も重要です（図3，動画2）。始めにやや尾側にプ

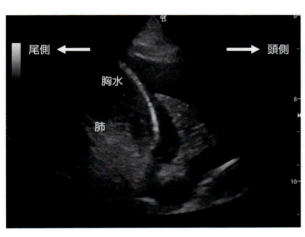
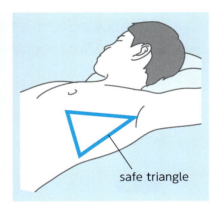

図2» 左側からの穿刺
胸水穿刺の際は，実際の患者の頭側・尾側と，画面上の頭側・尾側を一致させるとわかりやすい。

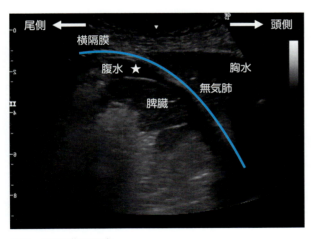
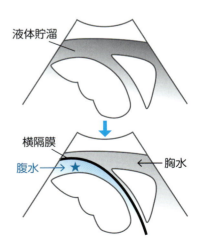

図3» 横隔膜の同定
無気肺の周囲に液体貯留がみられるが，一部は横隔膜より尾側にある腹水（★）である。胸水と腹水を見誤らないためにも，横隔膜を同定することが大切である。

ローブを当て，肝臓あるいは脾臓を同定し，そこから頭側へスライドして横隔膜を同定する方法が確実です。

また，穿刺前に穿刺予定の部位／方向にプローブを当て，肺などの臓器が被っていないことをシミュレーションし，穿刺の角度と深度をイメージしておきましょう。

リアルタイムガイド下で穿刺を行う際は，リニア型プローブを用い，プローブをチルトして針先を追いかけ，常に針先を描出するよう心がけます。なお，プレスキャンのみでも十分安全とされています[2]。

■ ピットフォール

エコー所見により決定した穿刺部位が，safe triangle（第5肋間の大胸筋外側縁と広背筋前縁と腋窩に囲まれた部位；**図2**）から大きく逸れていないかを確認しましょう。穿刺経路に血管がないことを確認するため，カラードプラを用いてもよいでしょう。また，リアルタイムガイド下で穿刺を行う際も，肋骨上縁を沿わせて針を進めるように心がけます。

ガイドワイヤー挿入後のエコーによる位置確認と，ドレナージ留置後のエコーによる気胸除外を忘れないように行いましょう。気胸の除外は，時間を空けて複数回することが望ましいです。

文 献

1) Petersen S, et al：Ultrasound-guided thoracentesis in surgical intensive care patients. Intensive Care Med. 1999；25(9)：1029.
2) Brogi E, et al：Thoracic ultrasound for pleural effusion in the intensive care unit: a narrative review from diagnosis to treatment. Crit Care. 2017；21(1)：325.

（下薗崇宏）

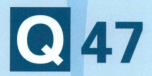

胸 水

Q47 無気肺はどのように見えますか？

A47

- エコー上，無気肺はtissue-like signまたはhepatizationとして描出される（動画1）
- tissue-like signとは，含気を失った肺実質が肝臓などの実質臓器のように描出される所見

解説

含気の豊富な健常肺実質は臓側胸膜で超音波をすべて跳ね返すため，エコーで描出することは不可能ですが，含気を失った肺実質（無気肺や肺炎）は内部まで超音波が到達するため，エコーで描出することが可能です。含気を失った肺実質は，エコー上tissue-like signと呼ばれ，実質臓器に似た描出のされ方をします（図1，☞Q39）。

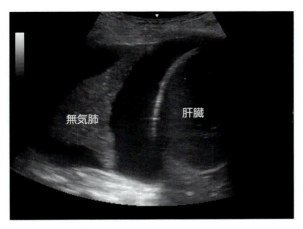

図1 » tissue-like sign
含気を失った無気肺が，あたかも肝臓などの実質臓器のように (tissue-like) 描出される。

■ 描出のコツ

　胸水貯留がみられる症例では，乳頭レベル側胸部背側にプローブを当てると，胸水に浮かぶ受動性無気肺を描出しやすくなります。

　tissue-like signに胸水を伴うエコー所見を呈する肺疾患の総称をPLAPS，これらの所見が得られやすい乳頭レベル側胸部背側をPLAPS-point（☞Q9）と呼びます。

■ ピットフォール

　健常肺でも，横隔膜を境に肝臓のミラーイメージが胸腔側に描出されることがありますので，注意が必要です。

（下薗崇宏）

胸水

Q48 無気肺のjellyfish signとは何ですか？

A48

● 無気肺のエッジ部分が，呼吸性にあるいは心拍動性に胸水中で揺れ動き，あたかも水中を漂うクラゲの腕のように描出される所見（動画1）

描出のコツ

jellyfish signは，胸腔に液体貯留があり，かつ無気肺があることを示します。クラゲのように描出される部分は無気肺のエッジです（図1）。そのため，肺底部の無気肺を観察することで描出されやすい所見です。「バイバイ」する手の動きのようでもあり，waving hand signと呼ぶ人もいます。

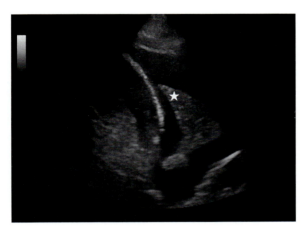

図1 » tissue-like sign
無気肺のエッジ部分（★）が，胸水中を浮遊する様子が海を漂うクラゲの腕のように見えることから名づけられた。

（下薗崇宏）

橫膈膜

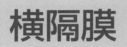

横隔膜

Q49
zone of appositionとは何ですか？

A49

- zone of apposition（ZOA）とは、横隔膜の胸壁に接する部分を言う
- 横隔膜は胸腔と腹腔を隔てる最大の呼吸筋
- 筋性部の前面は胸骨の剣状突起、背面は第7～12肋軟骨、腰椎から起始し、中心の腱性部（横隔天蓋）で停止する
- ZOAの縦方向の運動が呼吸運動に大きく関与する

解説

　横隔膜は胸腔と腹腔を隔てる最大の呼吸筋であり、胸壁に起始する筋性部と中央の腱性部から構成されます。筋性部の腹側は胸骨の剣状突起に、背側は腰椎、側面は第7～12肋軟骨に起始しており、ドーム状の構造をしています。筋性部が中央の腱性部に向かって収縮すると、腱性部（横隔天蓋）が下降して胸腔容積が増加し、胸腔内圧が下がって空気が肺に入り込みます。腹側の胸骨に付着する筋性部は側面・背側に比べて短く、側面・背面の筋性部の収縮が、呼吸にはより重要とされています。特に下位肋骨に付着する部分はzone of apposition（ZOA）と呼ばれ、横隔膜が深く腹腔側に入り込むように折り重なっています。収縮による移動距離も大きいため、ZOAの横隔膜の運動が呼吸に重要とされています（図1～2、動画1）。また、肋骨は内肋間筋と外肋間筋の働きに

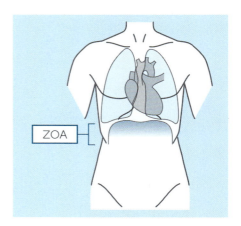

図1 » zone of apposition（ZOA）

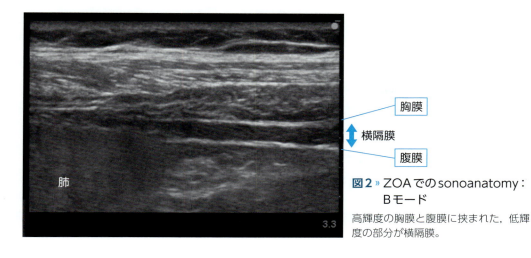

図2 ZOAでのsonoanatomy：Bモード
高輝度の胸膜と腹膜に挟まれた，低輝度の部分が横隔膜。

より，吸気時に上部胸郭では前後径拡大が，下部胸郭では前後径・横径ともに拡大します。安静時呼吸をしている時には，胸腔内の面積の25％ほどに横隔膜が付着していますが，最大吸気時では付着面積は0％，最大呼気時には50％程度になり，ZOAで大きく運動しているのがわかります。横隔膜の運動は，胸腔内圧と腹腔内圧に影響を受けます。また，横隔膜は第3～5頸髄（C3～C5）の運動ニューロンから出る横隔神経に支配されます。

プローブの選択と設定

横隔膜そのものの観察にはリニア型プローブ，横隔膜の呼吸性運動の観察には深部を観察できるコンベックスもしくはセクタ型プローブが適しています（**表1**）。

横隔膜をみるための描出設定はないエコー機器が多いため，他の規定の設定を利用してゲインなどをみやすいように調整します。横隔膜の厚み（ZOA）をみたい場合には，皮膚，軟部組織・筋肉の設定を，横隔天蓋の動きを見たい場合には，腹部内臓器，心臓の設定から始めると調整がしやすくなります。

表1 横隔膜をみる際のプローブの選択

	リニア	コンベックス	セクタ
周波数	高め	低め	低め
近距離観察	◎	○	×～△
深部の観察	△～×	○～◎	○
横隔膜の観察	横隔膜の拡大像 横隔膜の厚さの計測（Tdi）	curtain sign spine sign excursion（EXdi）	

（西周祐美）

横隔膜

Q50

横隔膜機能の評価（Tdi，TF，TR）について教えてください

A50

- 横隔膜の厚みをthickening of diaphragm（Tdi）と言い，ZOA（☞Q49）でリニア型プローブを用いて観察する
- 安静時呼吸時と最大吸気時のTdiの比をthickening ratio（TR）と言い，自発呼吸下での吸気時の横隔膜の強さの指標になる
- 吸気，呼気終末のTdiの変化率をthickening fraction（TF）と言い，人工呼吸中の呼吸筋の仕事量や抜管の成功予測因子に用いる

■ 解 説

　横隔膜の機能評価は，エコーが登場するまでは胸部X線や横隔神経刺激，食道内圧の測定で行っていました。つまり，ベッドサイドでリアルタイムに簡便に行うことができませんでした。近年，エコーで横隔膜を直接観察できるようになり，侵襲が少なく簡便に繰り返し評価できることから，有用な評価方法として注目されています。

thickening of diaphragm：Tdi

　リニアプローブ（> 10Hz）を用い，中腋窩線から前腋窩線の範囲で，第8~9肋間にプローブを当てます。肋間にプローブを沿わせるようにすると，肋骨が入らずに観察が容易になります（図1）。深度は1.5~3cm程度に設定し，胸壁の厚さをみて調節します。高輝度の壁側胸膜と腹膜に挟まれた，低輝度の筋肉構造が横隔膜です。中央に高輝度の索状の陰影が見えることがあります。Tdiとは横隔膜の厚みのことで，安静時呼吸で1.7±0.2mm，最大呼吸時で4.5±0.9mmとされています[1]。Bモードで横隔膜を同定したらMモードにすると，吸気と呼気の横隔膜の厚みの変化を測定しやすくなります（図2）。

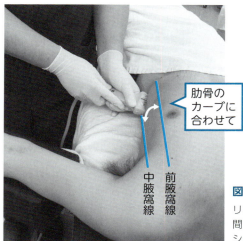

図1 » ZOAでの描出方法
リニア型プローブで，中腋窩線から前腋窩線上の第8〜9肋間で描出する。肋間に平行になるようにプローブをローテーションする。

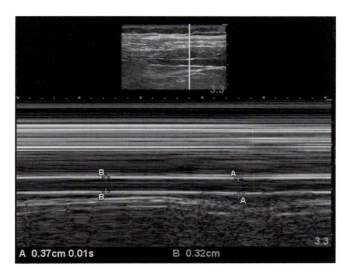

図2 » ZOAでのTdi測定：Mモード
A：呼気終末，B：吸気終末で，この場合のTFは（37−32）／32×100＝15％となる。

thickening ratio：TR

TRは自発呼吸下での横隔膜の評価に用います。

$$TR = 最大吸気圧時のTdi／安静呼吸時のTdi$$

で表されます。Tdiと合わせて，最大吸気圧時の呼吸筋の強さの評価，呼吸筋萎縮の評価を行います。健常人ではTR1.8以上が正常値ですが，慢性閉塞性肺疾患では低下（TR＜1.2）すると報告されています。

thickening fraction：TF

TFは人工呼吸管理中の横隔膜機能評価に用いられます。

$$TF =（吸気終末Tdi − 呼気終末Tdi）／呼気終末Tdi × 100$$

表1 プレッシャーサポートによるTFの変化

プレッシャーサポート (cmH$_2$O)	15	5	0	p
TF(%)	13.0±5.2	28.2±9.9	52.7±15.9	<0.001

術後患者の自発呼吸テストで評価。　　　　　　　　　　　　　　　　（文献2より作成）

で表されます。人工呼吸中の呼吸筋仕事量を反映し，抜管の成功・失敗の予測因子として注目されています。従圧換気において，プレッシャーサポートを下げるとTFは増加し，吸気努力の指標になります（**表1**）[2]。

■ ピットフォール

1.5〜2mm単位での計測になるので，被験者が肥満の場合や，検者が慣れていない場合，計測が不正確になるリスクがあります。ただし，4時間ほどのハンズオンで熟練者と同等にTdiの計測ができるとの報告もあり，比較的容易に習得できる手技と言えます。

文 献

1) Zambon M, et al:Assessment of diaphragmatic dysfunction in the critically ill patient with ultrasound: a systematic review. Intensive Care Med. 2017;43(1):29-38.
2) Umbrello M, et al:Diaphragm ultrasound as indicator of respiratory effort in critically ill patients undergoing assisted mechanical ventilation: a pilot clinical study. Crit Care. 2015;19:161.

（西周祐美）

Q51 横隔天蓋のexcursion法とはどのような評価法ですか？

A51

- 横隔膜の呼吸性運動を，横隔膜の移動距離（excursion：EXdi）として測定する
- EXdiは横隔膜機能の評価や人工呼吸器離脱の指標に用いられる
- 通常，EXdiは4〜10cm程度
- 肋骨弓下から，セクタまたはコンベックス型プローブを用いてMモードで測定するが，左側は消化管の影響を受けやすく観察には訓練を要する

解説

　肋骨弓下から横隔天蓋を観察し，横隔膜の呼吸性の移動距離（EXdi）を測定します。深部の観察になるので，セクタもしくはコンベックス型プローブ（2〜5MHz）の使用が推奨されます。通常成人では，体表から横隔膜まで15cm程度の距離があるので，深さを15cm以上に設定します。右は肝臓を音響窓（ウィンドウ）にするため，中腋窩線から前腋窩線の間で観察することで容易に横隔膜を同定できますが，左は脾臓を経由して観察するため，右に比べて背側で観察することになります（図1）。それでも前面の胃内容物や腸管の空気によりビームが減衰し，やや描出が難しくなります。左を観察する際は，なるべく空腹時に行うとよいでしょう。横隔膜は，胸膜と付着して高輝度のラインとして認識できます。まずはBモードで横隔膜を同定し，呼吸のパターンをみながら，吸気に横隔膜がプローブに近づくか（横隔膜が下降するか）で，奇異性運動の有無をみます （図2，動画1）。次にMモードにし，横隔膜の呼吸による移動距離を測定します（図3）。EXdiは安静時呼吸で1.34±0.18cm，また女性よりも男性の方が大きいとされています。最大吸気努力をした際の下限値は女性で3.7cm，男性で4.7cmと報告されています[1]。

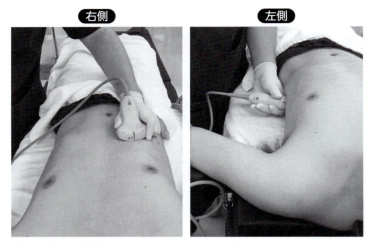

図1 » EXdiの描出方法
右側：中腋窩線から前腋窩線の間で肝臓を音響窓にして描出する。
左側：脾臓（後腹膜臓器）を音響窓とするため，右側よりも背側から描出したほうがよい。

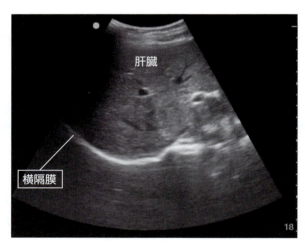

図2 » 肋骨弓下からの横隔膜

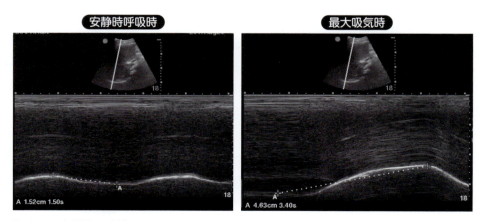

図3 » EXdi測定の実際：Mモード

横隔膜機能不全

　横隔膜機能不全のカットオフ値は安静時呼吸でEXdiが10～14mm，かつ最大吸気時が25mmとされています。さらに，thickening fraction（TF）が30～36％の場合には抜管の失敗率も高いと報告されています。また，EXdiが1.0cm以下で奇異性運動がある場合も呼吸器離脱は困難であり，ICU滞在日数も入院も延長するとされています。EXdiは人工呼吸器のサポートの有無にかかわらず，吸気量に大きく影響を与えます。一方で，TFは横隔膜の仕事量や人工呼吸器のサポート量を反映します（☞Q53）。抜管の予測因子にはEXdiとTF両者の評価が必要になります。

文　献

1) Zambon M, et al：Assessment of diaphragmatic dysfunction in the critically ill patient with ultrasound: a systematic review. Intensive Care Med. 2017；43(1)：29-38.

（西周祐美）

横隔膜

Q52 横隔神経麻痺について，小児での評価法を教えてください

A52

- 腹部から両横隔膜をセクタ型プローブで同時に描出し，動きの左右差をみる（動画1）
- 横隔神経麻痺では，横隔膜の呼吸性運動の左右差や奇異性運動を認める（動画2）

解説

　新生児の胸壁筋は未発達で，肋間はあまり呼吸によって広がらず，呼吸は主に横隔膜による腹式呼吸に依存しています．気道抵抗が高いために1回換気量は少なく，呼吸数が多いことが特長です．また，新生児の横隔膜や肋間筋は疲労しにくいⅠ型筋繊維が成人に比べて少なく，横隔膜機能不全は片側であっても容易に呼吸不全に陥ります．

　先天性心疾患を有する場合には，肺血管抵抗が肺循環と体循環のバランスに大きく影響します．先天性心疾患で手術を受ける小児において，約10％が横隔神経麻痺を合併するとされており，特に2歳以下では重要な合併症因子となります．なお，動画2では右横隔膜の動きがほとんどないことが示されています．横隔膜機能不全が疑われる場合には，横隔膜縫縮術や抜管後の非侵襲的陽圧換気（non-invasive positive pressure ventilation：NPPV）の使用を検討します．また，腹満によって容易に腹腔内圧が上昇し，呼吸障害の要因になるので，積極的に減圧を図ることも必要になります．

　小児の横隔膜の観察は，心窩部からセクタ型プローブで横隔膜を見上げるように当てることで左右の横隔膜を一緒に観察することができます（図1〜2，動画1）．一度に両方をみることができるため，横隔膜運動の左右差や，吸気と呼気がシンクロしない奇異性運動がわかりやすくなります．一方でexcursion（EXdi）は横隔膜の下降方向に対しビームが垂直に当たらないので，正確な評価ができません．また，体格により，横隔膜の厚み（thickening of diaphragm：Tdi）やEXdiは異なるため正常値は定められてお

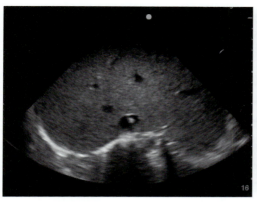
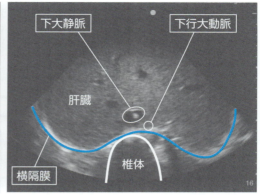

図1 » 小児の横隔膜

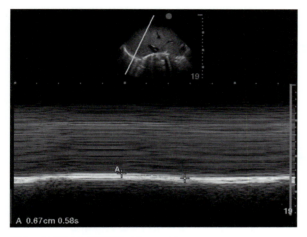

図2 » 9歳児の横隔膜：Mモード

らず，今後検討が必要です．筆者の経験上，新生児～10歳程度まではこの方法で観察できますが，体格が大きくなると左右を同時に描出することが難しくなります．

（西周祐美）

横隔膜

Q53
横隔神経麻痺について，EXdiやTFは実際の麻痺例ではどのようになっていますか？

A53
- 奇異性呼吸のパターンを示すことがある
- 横隔膜移動距離（EXdi）が減少する
- 横隔膜機能不全の指標として，TRやTFとともにasym TRを用いる

解説

横隔膜機能不全は様々な理由で起こります。中枢神経疾患（脳血管障害，多発性硬化症など），上位頸椎の損傷（外傷，手術など）やニューロパチーも横隔神経麻痺の原因となります（図1）[1]。また，心臓手術では低体温循環停止に用いる氷や冷却水によって横隔神経が低温障害を起こすとされ，開心術における横隔神経麻痺の最も重要なリスク因子であると言われています。

横隔神経麻痺では，横隔膜が左右対称に動かない，胸部と腹部の動きが一致しない，胸郭の一部が他と異なる動きをするなどの奇異性運動がみられます。まずは，エコー画像と合わせて呼吸パターンの観察を行います。

横隔神経麻痺の評価には，横隔膜の厚み（thickening of diaphragm：Tdi），横隔膜移動距離（excursion：EXdi）と併せて，自発呼吸下ではthickening ratio（TR），人工呼吸中はthickening fraction（TF）を評価します。横隔膜神経麻痺では横隔膜の呼吸性運動が減少するため，EXdiは正常下限値の約4cmよりも小さくなります。TRは安静時呼吸と最大吸気時の差が小さくなるので，1に近づきます。TFは横隔膜の収縮が小さいほど，小さい値になります。

横隔膜の麻痺側と非麻痺側の比較をするdiaphragm asymmetry ratio（asym TR）という評価方法があります。

$$\text{asym TR} = 1 - （麻痺側のTdi／非麻痺側の横隔膜のTdi）$$

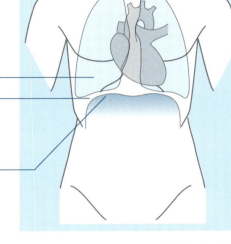

図1 » 横隔膜機能不全の原因 (文献1より作成)

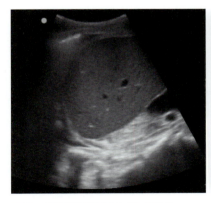
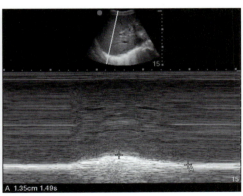

図2 » 横隔膜麻痺の1例：EXdi

　横隔膜の呼吸性運動が少ない（横隔膜機能不全である）と1に近く，横隔膜の収縮の左右差が少なければ0に近くなります。脳梗塞による横隔膜麻痺をきたした患者に対し，呼吸器リハビリテーションを行うとasym TRの値が21％程度減少したとの報告があり，リハビリテーションの効果判定にも有用です。

145

症 例

図2，動画1に，肺癌術後で横隔膜麻痺のある症例を挙げました．胸水も貯留しており，spine sign陽性になっています．自発呼吸テストでは，EXdiが最大で1.35cmしかなく，抜管はできませんでした．

文 献

1) McCool FD, et al：Dysfunction of the diaphragm. N Engl J Med. 2012；366(10)：932-42.

（西周祐美）

胸壁腫瘍・肺炎

胸壁腫瘍・肺炎

Q54 肺エコーで胸壁の病変はどのように観察されますか？

A 54
- 肺を観察する時に，胸壁の病変も診断できる
- 皮下組織や筋肉や骨の病変が主である
- 肺エコーで肺癌の胸壁浸潤が診断できる

解　説

　胸壁は，皮膚，皮下組織，筋肉と骨（肋骨，胸椎，胸骨）からなります。胸壁にプローブを当てると，皮膚，皮下組織，筋肉，骨（主に肋骨），胸膜，肺の順に観察できます。エコーは繰り返しリアルタイムに検査ができ，空間分解能が高いため，エコーで描出できる胸壁の病変においてMRIやCTより詳細で簡易に観察が可能です。胸痛がある場合，皮下に瘤を触知する場合，胸部X線で陰影がある場合など，まずは胸壁にプローブを当ててみましょう。また，肺癌の胸壁浸潤診断にも肺エコーは重要なツールです（☞ Q61）。

描出のコツ

　プローブはコンベックス型を用いて観察し，病変があればリニア型で詳細に観察しましょう。図1に肺膿瘍，図2，動画1に広背筋断裂のエコー画像を示します。

ピットフォール

　肺エコーはやはり肺が主役ですから，どうしても胸壁はスルーすることが多いです。10秒でよいので，胸壁にも注意してみましょう。

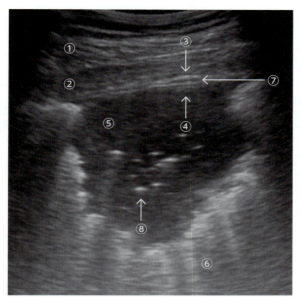

図1 » 肺膿瘍：Bモード
①皮下組織，②筋肉，③壁側胸膜，④臓側胸膜，⑤病巣（肺膿瘍），⑥肺，⑦胸水，⑧含気（空気）。肺病変に注目すると，胸壁（①，②）にはなかなか目がいかない。

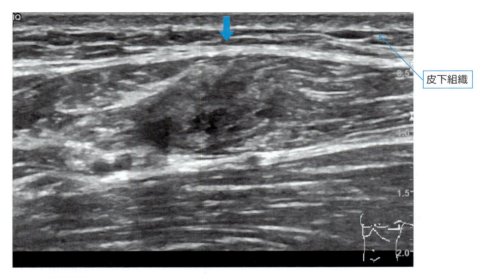

図2 » 広背筋断裂：Bモード
主訴は背部痛。筋層に断裂像と低エコー病変を認め，広背筋の断裂と診断した。

（浜崎直樹）

胸壁腫瘍・肺炎

Q55 胸膜の病変はどのように観察されますか？

A55

- 胸膜は，通常1本の線状の高エコーとして描出されるが，異常があると臓側胸膜と壁側胸膜が同定できるようになる
- 肺エコーで胸水や胸膜腫瘍が診断できる

解説

肺エコーでは，リアルタイムに胸膜を観察できます。胸膜は胸壁側の壁側胸膜と肺側の臓側胸膜の2枚存在しますが，通常は1本の線状の高エコーとして認められ，主に臓側胸膜を反映していると考えられています。ごく少量の生理的胸水は観察できませんが，少しでも胸水が増えれば観察可能で，臓側胸膜と壁側胸膜の同定も可能となります。エコーで胸水や胸膜炎（図1～2，動画1），胸膜の原発性および転移性腫瘍が診断できます。

描出のコツ

プローブはコンベックス型かリニア型を用います。走査方法は，主に肋間から，肋骨と平行方向にプローブを当てて肋骨の影響を最小限にします。少量の胸水を見つけるには，坐位で背部や側胸部からセクタ型プローブを縦や斜めに当て，肺底部を観察します。胸水は量と性状，胸膜の状態（肥厚や破綻など）を観察します。胸膜腫瘍は辺縁，境界，内部エコー，肺内や胸壁への進展を観察します。

ピットフォール

胸膜腫瘍と胸膜肥厚像が鑑別しにくいことがあります。腫瘍は図3[1]～4[2]のように血流

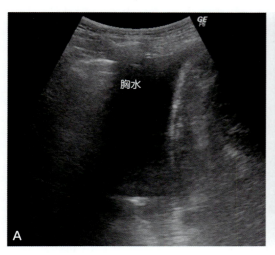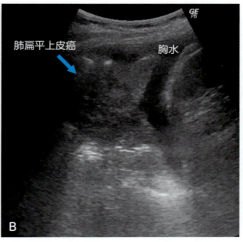

図1» 肺扁平上皮癌と胸水
A：胸膜腔にエコーフリースペースを認め胸水と診断。
B：胸水に囲まれて含気が減少した肺を認め，内部に腫瘤を認める（矢印）。

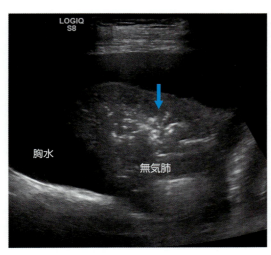

図2» 胸水＋無気肺：Bモード
虚脱した肺を取り囲むように胸水を多量認める。肺内に枝状高エコーを認め（矢印），air bronchogram像（☞Q62）を呈しており，空気の残存を示唆している。

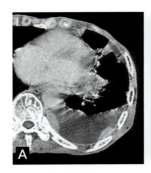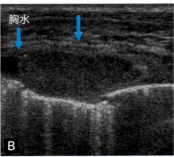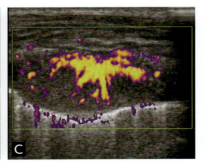

図3» 悪性胸膜中皮腫
A：CTで胸膜に腫瘤を認める。
B：エコー（Bモード）で胸膜腔に低エコー腫瘤を認め，少量胸水がある。
C：パワードプラで屈曲，蛇行する腫瘍血流を認める。

（文献1より転載）

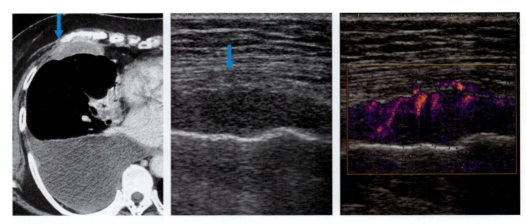

図4»転移性胸膜腫瘍
A：原疾患は肺腺癌。CTで胸膜腔に腫瘤を認める。 B：エコー（Bモード）で胸膜腔に低エコー腫瘤を認める。
C：パワードプラ（後述）で屈曲，蛇行する腫瘍血流を認める。 （文献2より転載）

が豊富なことが多いので，パワードプラ（☞Q56）などで血流があるか調べてみましょう。

文献

1) 浜崎直樹：胸膜に接する肺疾患と胸膜疾患．こんなに役立つ肺エコー．鈴木昭広，編．メジカルビュー社，2015, p99-107.
2) 浜崎直樹，他：呼吸器超音波法 ─体表からのアプローチ─．超音波医．2016;43(1):15-32.

（浜崎直樹）

胸壁腫瘍・肺炎

Q56
肺エコーの血流診断にはどのようなものがありますか？

A56

- 血流診断の方法として，カラードプラ法，パワードプラ法，B-FLOW（GEヘルスケア・ジャパン社）がある

■ 解説

カラードプラ，パワードプラ

　カラードプラ法は，照射した超音波パルスの反射信号の中から血流成分だけを抽出する方法です。カラードプラ法には速度表示法（以下，カラードプラ）とパワー表示法（以下，パワードプラ）があります。当初，カラードプラは血流の方向がわかるものの，変内の血流の描出能が低かったために質的診断は困難でした。その後登場したパワードプラは，血流信号の強さに応じてカラー表示する方法で，血流信号の描出能は飛躍的に向上し，質的診断をも可能にしました。方法は，プローブを肋間に当て病変を描出し，カラー表示の範囲を決めてパワードプラのスイッチを押します。適宜，カラーゲイン，フィルター，流速スケールの調整を行います。

B-FLOW

　B-FLOWは，Bモード像と同じ空間分解能で血流の可視化（Bモードで血流をみる）する方法で，実際の血管より血流が太くなったり血管外へはみ出したりすることが少ないという優れた特性があります。方法は，パワードプラと同様に探触子を肋間に当て病変を描出しB-FLOWのスイッチを押します。B-FLOWをパワードプラと比較検討したところ，血流の空間分解能においてパワードプラより優れていました（図1[1]〜2[2]，動画1〜2）。

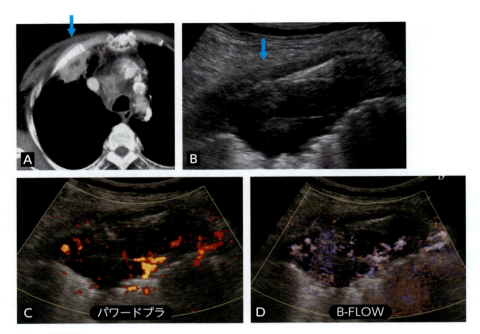

図1» 肺腺癌
A：CTで胸膜に接する腫瘤影を認める。内部に壊死を示唆するLDA（Low density area）を伴う。
B：エコー（Bモード）で胸膜に接する辺縁不整な腫瘤。臓側，壁側胸膜は破綻し胸壁に浸潤。
C・D：パワードプラとB-FLOWともに病巣の一部に屈曲，蛇行する血流を認める（Ⅳ-A型☞Q57）。B-FLOWのほうがより末梢の血流まで描出できている（☞動画1）。
（ⒶⒷⒹは文献1より転載）

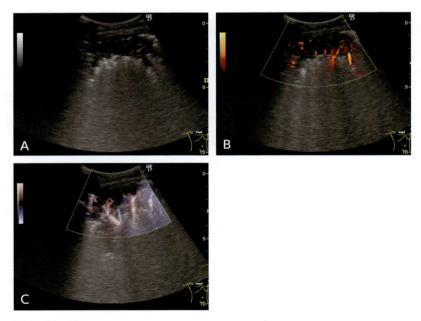

図2» 肺　炎
A：エコー（Bモード）で肺尖部に胸膜に接する楕円形の低エコー病変を認める。
B：パワードプラでは線状の血流（Ⅱ型☞Q57）を認める。
C：B-FLOWでは枝状の血流（Ⅲ-A型☞Q57）を認める（☞動画2）。 （文献2より転載）

■ 描出のコツ

プローブは主にコンベックス型を使用します。カラードプラやB–FLOWは呼吸によるアーチファクトが出やすいので，患者にできるだけ呼吸を止めてもらい，プローブもしっかり固定して観察を行います。

■ ピットフォール

血流診断では，血流信号が本当の血流かノイズやアーチファクトかが問題になることがあります。パルスドプラで波形分析すれば鑑別できます。

文 献

1) 浜崎直樹, 他：胸膜下病変に対する超音波B-Flow colorの有用性. 臨放. 2007；52(1)：119-28.
2) 浜崎直樹：胸膜に接する肺疾患と胸膜疾患. こんなに役立つ肺エコー. 鈴木昭広, 編. メジカルビュー社, 2015, p99-107.

（浜崎直樹）

胸壁腫瘍・肺炎

Q57
肺エコーの血流診断は何に役立ちますか？

57

- 血流信号型を診断することで，良性/悪性の鑑別に有用
- 超音波誘導下生検の際，穿刺部位の決定に有用

解　説

　胸膜下病変の血流信号型を，血流表示の乏しい単純な血流形態から，豊富で屈曲蛇行する血流が認められるものまで，7種類に分類しました（図1）。筆者らの検討では，Ⅳ-B型はすべて悪性疾患，Ⅲ-A型はすべて良性疾患でした。典型例では，肺炎できれいな枝状血流（Ⅲ-A型）が認められ，原発性肺癌で屈曲，蛇行する腫瘍血流（Ⅳ-A，Ⅳ-B型）が認められました。しかし，パワードプラによる血流描出には限界があります（後述）。さらなる血流表示には造影エコー（☞Q58）が有用です。また，胸膜下病変以外の肋骨や胸膜の悪性疾患においても，屈曲，蛇行する腫瘍血管が表示可能です（図2，☞Q55）。

　超音波誘導下生検でBモードに血流診断を加えることによって，安全に，より正確に生検を行うことができます。筆者らは，パワードプラやB-FLOWで胸膜下病変の血流を描出し，①体表より近い，②血流信号が存在する，③大きな動脈性の血管はない部位，を評価し，穿刺部位を決定して実施しています。

描出のコツ

　パワードプラやB-FLOWは呼吸によるアーチファクトが出やすいので，患者にできるだけ呼吸を止めてもらい，プローブもしっかり固定して観察を行います。

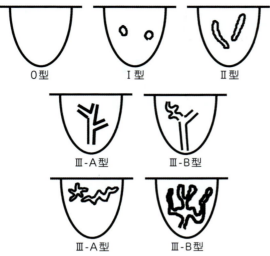

型	ドプラ検査で得られた血流
0	病巣内に血流信号がとらえられない
I	病巣内に点状血流信号がとらえられる
II	病巣内に線状血流信号がとらえられる
III-A	病巣内に枝状血流信号がとらえられる
III-B	病巣内に枝状血流信号がとらえられ，枝状血流信号の一部が屈曲，蛇行している
IV-A	病巣内の一部分に屈曲，蛇行する血流信号がとらえられる
IV-B	病巣内全体に屈曲，蛇行する血流信号がとらえられる

図1 » 血流信号型の分類

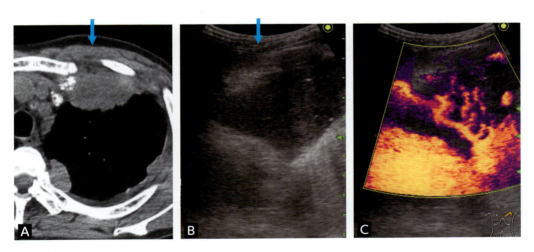

図2 » 肺腺癌
A：CTで胸膜に接する腫瘤影を認める。内部は不均一。
B：エコー（Bモード）で胸膜に接する辺縁不整な腫瘤。臓側，壁側胸膜は破綻し胸壁に浸潤。
C：パワードプラでは枝状で一部屈曲，蛇行する血流（III-B型）を認める。 （文献1より転載）

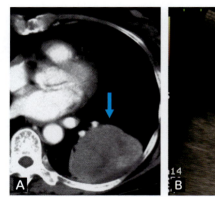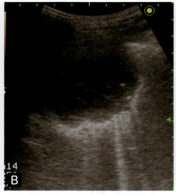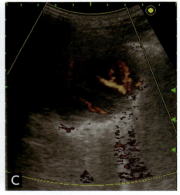

図3 » 肺悪性リンパ腫
A：CTで胸膜に接する腫瘤影を認める。内部にLDA (low density area) を伴う。
B：エコー（Bモード）で辺縁不整，内部エコー不均一な腫瘍。臓側胸膜が一部破綻し，少量の胸水を認める。
C：パワードプラで病巣の一部に屈曲，蛇行する血流（Ⅳ-A型）を認める。

■ ピットフォール

　血流型診断で，Ⅳ-A型はほとんどが悪性，Ⅲ-B型は良性疾患が多いですが，良性と悪性が混在しています（**図2〜3**）[1]。また，血流描出が不十分と考えられるⅠ型，Ⅱ型も良性と悪性が混在しており，パワードプラによる血流描出に限界があることを示唆しています。

文 献

1) 浜崎直樹：胸膜に接する肺疾患と胸膜疾患．こんなに役立つ肺エコー．鈴木昭広，編．メジカルビュー社，2015, p99-107.

（浜崎直樹）

胸壁腫瘍・肺炎

Q58 肺の造影エコーとはどのようなものですか？

A58

- 造影エコーは，超音波造影剤を静注し，血流信号を増強して観察する方法
- パワードプラやB-FLOWで見えない血流が，造影エコーで見えるようになる
- 超音波造影剤ソナゾイド®（ペルフルブタン）を用いて，低音圧のCPIモードで腫瘍濃染を，高音圧のCHAモードで腫瘍血管構造が観察できる

解説

パワードプラやB-FLOWを用いても血流表示には限界があります（図1）[1]。そこで，より詳細な血流表示を得るために，血流信号を増強する超音波造影剤が登場しました。第一世代経静脈性超音波造影剤レボビスト®（ガラクトース・パルミチン酸混合物）に次いで登場した第二世代経静脈性超音波造影剤ソナゾイド®は，簡易に投与でき安定性も高いため，呼吸器領域でも使いやすい造影剤です。肺エコーでソナゾイド®は，造影剤を低音圧で振動させるcoded phase inversion（CPI）モードと，造影剤を高音圧で壊すcoded harmonic angio（CHA）モードで使用しています。肺エコーでも，肝細胞癌のようにCPIモードでは病変の濃染像と経時的な濃染の変化が得られます（図2，動画1）。CHAモードでは病巣の詳細な血管構造が得られます（図3，動画2）。なお，CPIモードでは造影剤静注後10分後まで，CHAモードでは造影剤静注後1分後まで観察しています。

描出のコツ

プローブはコンベックス型を使用します。造影剤はone shotの静注で20秒くらいから造影剤の効果が現れます。20〜50秒の間は大事な時間ですので，プローブをしっ

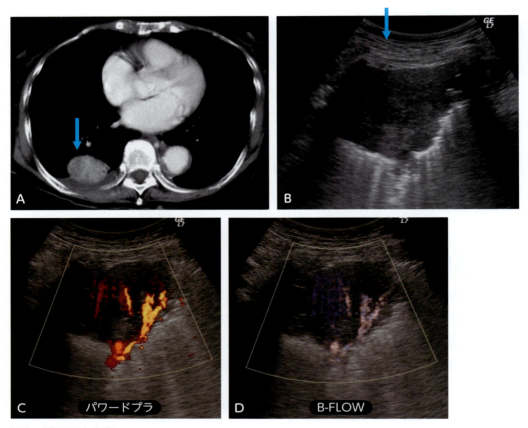

図1》肺扁平上皮癌
A：CTで胸膜に接する腫瘤影を認める。
B：エコー（Bモード）で胸膜に接する低エコー腫瘤を認め臓側胸膜は破綻している。
C・D：パワードプラ，B-FLOWで一部屈曲，蛇行する枝状血流（Ⅲ-B型）を認める。 　　　　　（文献1より転載）

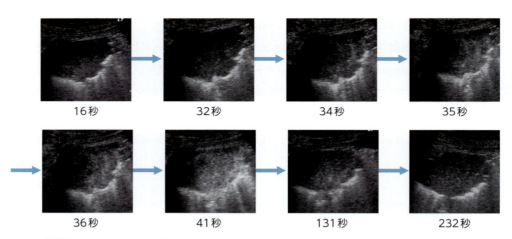

図2》造影エコー：CPIモード
30秒前から病巣に造影剤の効果が現れ，全体が濃染した。その後，造影剤の濃染は消失した。

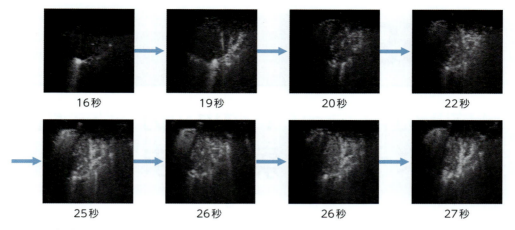

図3 造影エコー:CHAモード
19秒から造影剤の効果が現れた。屈曲,蛇行する枝状血流やバスケット状の血流,内部の短い屈曲,蛇行する腫瘍血流が描出された。

かり固定し,大きな咳などをしないよう,できる範囲で患者に協力してもらいます。

ピットフォール

現在,呼吸器領域には造影エコーの保険適用がないため,造影剤の使用には倫理委員会の了承が必要です。今後の適応拡大のために,より多くの施設での検討が期待されます。呼吸器領域で造影エコーがルーチンになれば,呼吸器疾患の血管構造の詳細な解明が可能となると考えられます。

文献
1) 浜崎直樹,他:CPIモードとCHAモードを用いたSonazoid造影超音波が腫瘍血流信号描出に有用であった肺扁平上皮癌の1例. 超音波医. 2010;37(1):25-30.

（浜崎直樹）

胸壁腫瘍・肺炎

Q59
単純肋骨骨折や病的肋骨骨折はどのように観察されますか？

A59
- 肺エコーで肋骨骨折が診断できる
- 単純骨折と病的骨折（腫瘍性）の鑑別が可能

解説

皮下組織，筋層に次ぐ深部に高エコーの肋骨が観察できます。肋骨の損傷，腫瘍は肺エコーの良い適応となります。エコーは繰り返しリアルタイムに検査できて空間分解能が高いため，X線でも指摘できない微細な単純骨折も診断可能です（図1[1)]，動画1）。病的骨折（腫瘍性）では原発性および転移性肋骨腫瘍で肋骨が腫瘍に置き換わるため，正常では音響陰影で見えない肋骨の内部が描出できます（図2）[1)]。

描出のコツ

プローブは，コンベックス型で観察した後にリニア型でも精査します。肋骨の膨隆があるとプローブが滑りやすいので，肋骨の痛みに気をつけながら，手首を胸壁につけてプローブを固定します。

ピットフォール

エコーでも微小な骨折の診断は容易でなく，繊細なプローブの走査が必要となります。体表のエコーなどで高周波プローブに慣れると，ゆっくり動かすことが上手になります。

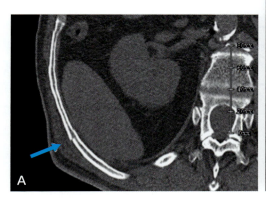
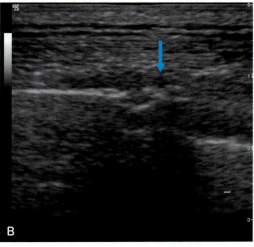

図1 » 単純骨折
A：CT，肋骨の骨折像。
B：エコー（Bモード）では，肋骨表面の線状の高エコーが途中で途絶し，一部粉砕状になっている。

(文献1より転載)

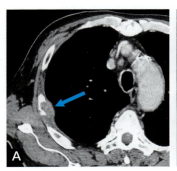
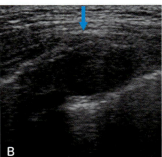
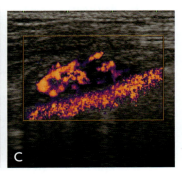

図2 » 病的骨折
肺癌からの転移性肋骨腫瘍。
A：CT，肋骨内に腫瘤。
B：エコー（Bモード）で肋骨内に低エコー腫瘤を認め，肋骨表面の線状の高エコーが菲薄化，消失している。肋骨表面まで肋骨が腫瘍で置き換わっているため，肋骨の内部が観察できる。
C：パワードプラで屈曲，蛇行する腫瘍血流を認める。

(文献1より転載)

文献

1) 浜崎直樹, 他：呼吸器超音波法 —体表からのアプローチ—. 超音波医. 2016；43(1)：15-32.

(浜崎直樹)

胸壁腫瘍・肺炎

Q60
胸膜に接する肺内病変（胸膜下病変）はどのように観察されますか？
〈良性病変〉

A60

- 良性の胸膜下病変は，肺炎，肺結核，肺膿瘍，肺梗塞などがある
- 肺エコーで，病変の形態，境界，辺縁，内部エコーを観察して診断する
- 肺炎は境界明瞭，辺縁整で内部エコーが均一なことが多いが，肺膿瘍は辺縁が不整で内部エコーが不均一なことが多く，悪性疾患との鑑別が問題になる

解説

　空気を介さないで胸膜に接する肺内病変（胸膜下病変）は，肺エコーの良い適応になります。良性の病変としては，肺炎，肺結核，肺膿瘍，肺梗塞などがあります。ここでは頻度の高い肺炎（図1）[1]と肺膿瘍（図2）[2]について説明します。肺炎は，類円形，紡錘形，三角形（鋭角が多い）を示し，境界は明瞭で辺縁は整で胸膜エコーは保たれていることが多いです。内部エコーは均一で，consolidation像や含気を示す高エコーを認めることが多いですが，壊死像を認めることはありません。肺膿瘍は経時的に変化しますが，円形〜類円形を示し，境界は明瞭で辺縁は不整なことが多いです。臓側胸膜は破綻することがあり，炎症が強いと壁側胸膜も破綻します。内部エコーは不均一で壊死像を示唆する無エコー領域を認めます。肺膿瘍と原発性肺癌や転移性肺癌はBモードのエコーだけでは鑑別が困難なことがありますが，エコーでの経時的観察は鑑別に有用です。

描出のコツ

　走査方法は，主に肋間から肋骨と平行方向にプローブを当てて肋骨の影響を最小限にします。プローブはコンベックス型を主に使用しますが，病変が胸壁から近い場合はリニア型を，脊椎に近いなどウィンドウが悪い場合はセクタ型を併用します。また，病変

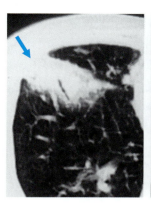
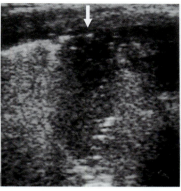

図1 » 肺　炎
A：CTで胸膜に接する浸潤影を認める。
B：エコー（Bモード）で胸膜に接する紡錘形の低エコー病変を認める。境界は明瞭で辺縁は整で臓側胸膜は保たれている。内部エコーは均一でconsolidation像を呈し、内部に含気を示す点状高エコーを認める。
（文献1より転載）

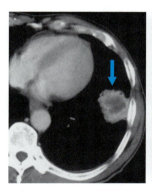
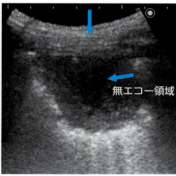

図2 » 肺膿瘍
A：CTで胸膜に接する腫瘤影を認める。内部にLDA（low density area）を伴う。
B：エコー（Bモード）で胸膜に接する類円形の低エコー病変を認める。境界は明瞭で辺縁は不整で内部エコーは不均一で壊死像を示唆する無エコー領域を認める。臓側胸膜は破綻している。
（文献2より転載）

が上下に長い場合は2肋間以上で観察します。

■ ピットフォール

胸膜下病変は描出が不安定です。呼吸状態で描出できなかったり、描出できる肋間が変わったりすることがあります。描出が悪くなったら肋間を変えて観察することも必要です。しかし、エコーに熱中するあまり、患者を長い息止めで無理させないように注意しましょう。

文　献
1) 浜崎直樹, 他：胸膜下病変に対する超音波カラードプラパワー表示法の有用性. 日呼吸会誌. 1999；37(1)：14-9.
2) 浜崎直樹, 他：呼吸器超音波法 —体表からのアプローチ—. 超音波医. 2016；43(1)：15-32.

（浜崎直樹）

胸壁腫瘍・肺炎

Q61

胸膜下病変はどのように観察されますか？〈悪性病変〉

A61

- 悪性の胸膜下病変は，原発性肺癌，転移性肺癌が代表
- 肺エコーで病変の形態，境界，辺縁，内部エコー，胸膜との関係を観察して診断する
- 悪性の病変は，辺縁不整，内部エコー不均一，胸膜や胸壁への浸潤を認める

■ 解 説

　原発性肺癌は，円形，類円形，扁平な三角形を示し，境界は明瞭で辺縁は不整なことが多いです。臓側胸膜や壁側胸膜は破綻することがあります。内部エコーは不均一でconsolidation像を認めることがなく，壊死像を示唆する無エコー領域を認めることがあります。ただし，浸潤性粘液腺癌では，consolidation像を認めるため注意が必要です。転移性肺癌は円形〜類円形を示し，境界は明瞭で辺縁は整なことが多いです。臓側胸膜や壁側胸膜は破綻することがありますが，原発性肺癌に比べて頻度は低いです。内部エコーは不均一でconsolidation像を認めることはなく，壊死像を示唆する無エコー領域を認めることがあります。ただし，原発性肺癌（特に扁平上皮癌）（図1）[1]や，時に転移性肺癌（図2）と肺膿瘍はBモードのエコーだけでは鑑別が困難なことが多いです。しかし，血流診断を加えることにより診断能が向上します[2]（☞Q56）。

■ 描出のコツ

　走査方法は，主に肋間から肋骨と平行方向にプローブを当てて肋骨の影響を最小限にします。プローブはコンベックス型を主に使用しますが，病変が胸壁から近い場合はリニア型を，脊椎に近いなどウィンドウが悪い場合はセクタ型を併用します。また病変が

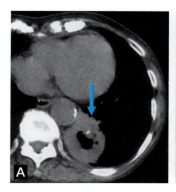 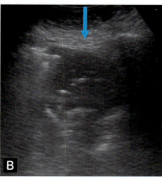

図1》肺扁平上皮癌
A：CTで胸膜に接する腫瘤影を認める。内部に空洞を伴う。
B：エコー（Bモード）で胸膜に接する楕円形の低エコー病変を認め，境界は明瞭，辺縁は不整，内部エコーは不均一で含気を示唆する高エコーを認める。臓側胸膜は破綻している。　　　　（文献1より転載）

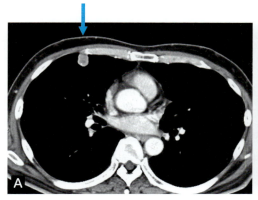 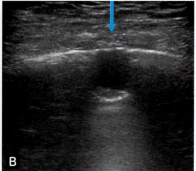

図2》肝細胞癌からの転移性肺癌
A：CTで右肺のS3に胸膜に接する腫瘤影を認める。内部に壊死を示唆するLDA（low density area）を伴う。
B：エコー（Bモード）で胸膜に接する楕円形の低エコー腫瘤を認める。境界は一部不明瞭，辺縁は一部不整，内部に壊死を示唆する低エコーを認め，後方エコーの増強を伴う。

上下に長い場合は，2肋間以上で観察します。悪性が疑われる病変は胸膜や胸壁との関係が大変重要で，臓側胸膜，壁側胸膜への浸潤，胸壁への浸潤，進展を確認します。

■ピットフォール

胸膜下病変（良性病変）を参照ください（☞Q60）。

文　献
1) 浜崎直樹，他：胸膜下病変に対するSonazoid造影超音波検査の有用性．臨放．2014；59(1)：173-85．
2) 浜崎直樹，他：胸膜下病変に対する超音波カラードプラパワー表示法の有用性．日呼吸会誌．1999；37(1)：14-9．

（浜崎直樹）

胸壁腫瘍・肺炎

Q62
肺エコーにおいてconsolidationやair bronchogramはどのように観察されますか？

A62

- consolidationは主に肺の炎症を反映する良性疾患に多い所見
- air bronchogramは肺実質性病変に残存する含気を反映する所見
- 肺エコーでconsolidationは比較的均一な低エコー病変として，air bronchogramはconsolidation内に線状や枝状の高エコーとして描出される

■ 解 説

　consolidationは浸潤影と呼ばれることもあり，肺の既存構造の破壊がない状態で含気腔が浸出液や炎症細胞浸潤や腫瘍の浸潤により置換され，末梢領域の含気が減少・消失した状態です。一般に肺容積の減少はないか軽度で，肺炎（図1）[1]，肺梗塞，浸潤性粘液腺癌（図2）でみられます。CTでは，内部の肺血管がまったく認識できない均一な濃い高吸収領域を意味します。エコーでは比較的均一な低エコー病変として描出されます。なお，無気肺は中枢気道の閉塞で末梢領域の含気が消失した状態で肺容量の減少が大きく，時期によりconsolidation様になりますが，内部エコーが不均一になることが多いです。また，肺の気管支の中に存在する空気は通常は胸部X線やCTではっきりと写りません。しかし，consolidationを呈する肺実質性病変があると，液体が貯留した肺胞に周囲を囲まれた気管支の中に残っている空気がconsolidationの中で線状や枝状に浮かび上がって見えてきます。これがair bronchogram（気管支透亮像）と呼ばれる所見です。エコーでは，consolidationの低エコー病変の中に空気を反映して点状や線状や枝状の高エコー像として認められます。

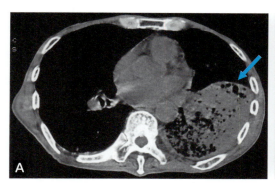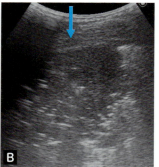

図1 » 肺 炎
A：CTで胸膜に接する浸潤影を認める。
B：エコー（Bモード）で胸膜に接する類円形の低エコー病変を認める。内部エコーは比較的均一でconsolidation像を呈している。境界明瞭，辺縁やや不整で内部に空気を示唆する線状高エコーを認める（air bronchogram）。
（文献1より転載）

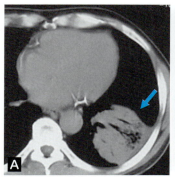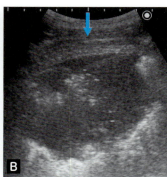

図2 » 浸潤性粘液腺癌
A：CTで胸膜に接する浸潤影を認め，air bronchogramを伴う。
B：エコー（Bモード）で胸膜に接する類円形の低エコー病変を認める。境界明瞭，辺縁やや不整で内部エコーは軽度不均一でconsolidation様である。内部に空気を示唆する点状や短い線状の高エコーを認める（air bronchogram）。

■ ピットフォール

　consolidationやair bronchogramは病変が胸膜に接していないとエコーで描出することはできません。
　また，consolidationやair bronchogramは一般に良性疾患で多くみられます。しかし，浸潤性粘液腺癌でも認められるため，注意が必要です。

文献

1) 浜崎直樹, 他：呼吸器超音波法 ―体表からのアプローチ―. 超音波医. 2016;43(1):15-32.

（浜崎直樹）

小児の肺エコー

小児の肺エコー

Q63
小児での肺エコーは成人とどのように違うのですか？

A63
- 肺エコーの所見に関しては，小児でも成人と同様の正常所見／異常所見が得られる
- 成人と比較して体格が小さく，皮下組織の少ない小児では，観察を短時間で済ませることが可能で，鮮明な画像所見を得やすい
- 小児の適度な安静が保たれるように工夫が必要

解説

　新生児の肺エコーでも，成人と同様の正常所見／異常所見が得られることが報告されています[1]。肋骨，胸膜，肺水腫，肺炎など，基本的な正常組織，病的組織は成人も小児も共通する点が多いため，肺エコーで小児が成人と同様の所見となることは頷けます。

　小児，特に乳幼児は胸郭の表面積が小さいため，胸郭全体をスクリーニングする時間が短くてすみ，皮下組織が少ないことから超音波が肺表面に届きやすく，より鮮明な画像を得ることにつながります。深度（depth）は成人では15cm程度ですが，小児では6〜8cmです。新生児では，プローブは主にリニア型を用います。

　図1は，3歳児の正常所見です。成人同様に，肋骨，bat sign，A-lineが見えますが，肋間の距離は短くなっています（動画1）。

　図2は，気胸のMモード所見です。安静にできない小児では，lung slidingが消失していても，体動のためにstratosphere signの描出は困難となることが多いです（動画2）。また，図3は膿胸でみられたplankton signです。低エコーの中に，点状の高エコーが散在しているのがわかります（動画3）。

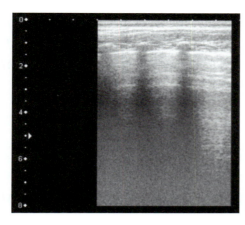

図1» 小児（3歳）の正常所見

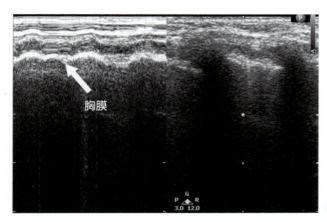

図2» 気胸（Mモード）

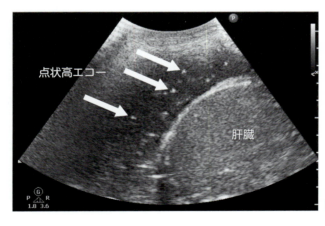

図3» plankton sign（膿胸）

■ 描出のコツ

　体動が少なければ，短時間で所見を得ることが可能です．小児の場合は検査の協力を得ることがしばしば困難です．新生児や早期乳児であれば，哺乳後の安静時に検査を実

173

施することや，検査中にニプル，哺乳瓶を吸わせることがしばしば有用です。乳幼児では，保護者に側にいてもらったり，抱っこをしてもらったり，気分が紛れるおもちゃや動画を使うことで，体動を少なくすることが可能です。年齢，個人の性格・嗜好などに応じた対処を考慮します。

文 献

1) Lichtenstein DA：Ultrasound examination of the lungs in the intensive care unit. Pediatr Crit Care Med. 2009；10(6)：693-8.

（福原信一，櫻井淑男）

小児の肺エコー

Q64 小児の肺炎診断において，X線ではなくエコーでフォローするメリットを教えてください

A64
- 胸部X線検査は放射線検査であり，肺エコーであれば被曝がない
- 肺炎患者の病状が改善しない場合に，consolidationの大きさの変化，胸水など合併する異常所見の検出に有用

■ 解説

　海外の一部の施設では，胸部X線検査ではなく，肺エコーを肺炎の診断に用いています。メタアナリシスでの肺炎の画像診断における肺エコーの感度は96％，特異度93％であり[1]，胸部X線検査と比較した場合，同等以上の感度です。

　なお，エコーでのフォローアップの実際については☞Q67を参照ください。

定期的エコー

　「肺炎の病状改善をエコーでの肺炎病変の縮小としてとらえることができる」とする論文があります[2]。肺炎のフォローに肺エコーを用いるかどうかは，今後の知見の蓄積が望まれます。

病状が改善しない場合

　胸水などの他の病態の合併がないかどうか，肺炎のサイズが増大していないかを肺エコーで確認することは有用です。小児の胸部X線画像の読影は，小児放射線科専門医であっても難しいとされています。まして，ポータブルX線画像を非専門医がどれだけ正確に読影できているかは疑問です。毎日胸部X線画像を撮っていても，変化に気づいていない場合もあります。

　図1の症例では，複数のB-lineがみられました（動画1）。4日後，air bronchogramを伴うconsolidationが出現しているのがわかります（動画2）。

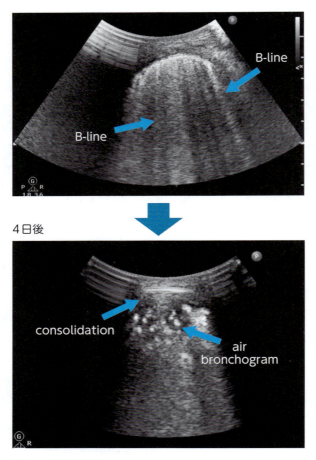

図1 » 小児の肺炎

メリット／デメリット

　各施設での肺炎の診断のための肺エコーの適応は，以下のメリット／デメリットを考慮の上で，決定されます．

　胸部X線検査と比べたメリットは，放射線科医でも正確な読影が難しいとされる胸部X線画像の読影をする必要がないこと，被曝がないこと，現像を待つ必要がなく，その場で判断できることです．

　デメリットは，基本的画像を得るためにトレーニングが必要なこと（肺エコーは他臓器のエコーと比較し，短期間で修得可能とされています．また，海外では25～50症例程度のトレーニングが推奨されています），検査には7～10分程度かかることです．

描出のコツ

　小児肺炎検索のための肺エコーでは，胸郭表面全体をプローブで走査するため，適度

な安静を保つことは重要です。姿勢は，病状や年齢，本人の嗜好を考慮した上で，側臥位を含む臥位，もしくは坐位となります。プローブ走査法は，前胸部，側胸部，背部，それぞれの部位を，プローブでなでるように上から下へ病変を検索します。プローブは肋間に平行の向きと頭尾軸の2つの向きで実施します。

　小児肺炎では，胸壁に接している病変が多くを占めるため肺エコーで検出しやすいのですが，一部の胸壁に接しない病変や肩甲骨に覆われた部分の病変は，検出できません。肩甲骨下部の肺野の観察範囲を広げるためには，坐位で首の後ろに両手を当てて肩甲骨を挙上するなどの方法があります。

文　献

1) Pereda MA, et al:Lung ultrasound for the diagnosis of pneumonia in children: a meta-analysis. Pediatrics. 2015;135(4):714-22.
2) Urbankowska E, et al:Lung ultrasound in the diagnosis and monitoring of community acquired pneumonia in children. Respir Med. 2015;109(9):1207-12.

（福原信一，櫻井淑男）

小児の肺エコー

Q65

どのような場合に，肺炎を疑って超音波スクリーニングをすればよいですか？

A65

- 発熱（38.0℃以上），呼吸困難，咳嗽，胸痛などの症状，身体所見として聴診での異常（ラ音，呼吸音の減弱）などから肺炎が疑われる場合，言いかえると，胸部X線を撮影するのと同じ適応で超音波スクリーニングを行う

■ 解　説

　肺炎診断において，画像検査は，現病歴・症状と身体所見から肺炎を疑わせる可能性がある患者の診断の裏づけとして実施されます。ですから，基本的には胸部X線検査も肺エコーも実施する適応は同じです。

　肺炎が疑われる症例で，初めに肺エコーを行うことで胸部X線の実施が約4割減少し，肺エコーでの肺炎の見落としはなかった，との報告もあります[1]。

　図1Aは，発熱，左胸部痛，嘔吐にて外来受診した5歳児の所見です。咳嗽はなく，呼吸音の異常もありませんでした。肺エコーにて，左側背部に肝臓のように見えるconsolidationを認めます（動画1）。肺エコーでのconsolidationと肝臓は同じように見えています（図1B）。胸部単純X線画像（図1C）では，左側胸部に透過性の低下した領域を認めるものの，異常陰影の質的評価は難しいです。

文　献

1) Jones BP, et al:Feasibility and Safety of Substituting Lung Ultrasonography for Chest Radiography When Diagnosing Pneumonia in Children: A Randomized Controlled Trial. Chest. 2016;150(1):131-8.

（福原信一，櫻井淑男）

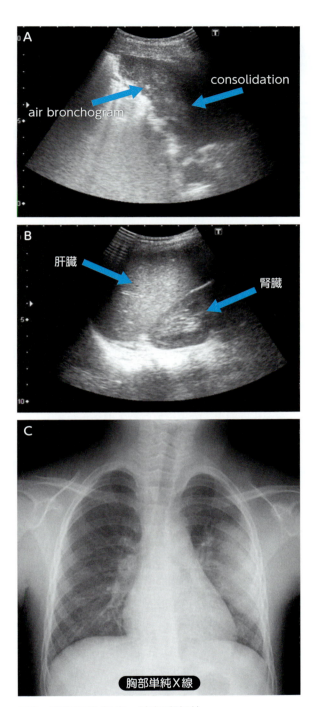

図1 » 肺炎症例（5歳，外来受診時）

小児の肺エコー

Q66
小児で肺炎を疑わせるような
エコー所見とはどのようなもの
ですか？

A66
- 基本は成人と同様のエコー所見
- 境界不明瞭なconsolidationがみられる
- ウイルス性肺炎では，複数のB-line（multiple B-lines）や融合したB-lineがみられる
- その他，胸膜ラインの異常（部分的に欠損または部分的に低エコー），lung slidingの減弱または消失，胸水がみられる場合もある

解説

　　consolidationは成人と同様に低エコーで，肝臓などの臓器と同様のエコー所見を呈する病変です。その中に高エコーのair bronchogramがみられる場合もあります。
　　B-lineというアーチファクトが生じる理由は，まだわかっていません。ウイルス性肺炎で観察されるB-lineは，その組織部位の水分量が増加していることを反映している可能性が推察されています。肺炎の病変が胸膜まで達すると，胸膜ラインの異常，lung slidingの減弱，胸水の出現がみられることがある，とされています。
　　図1は，急性呼吸不全の症例です。P/F比143で，実質臓器のように見える低エコー領域のconsolidationの中に，線状高エコーのair bronchogramが見えます。広範なconsolidationを，両側下肺野に認めました（動画1）。また，胸膜ラインの不整とB-lineも認めます。胸部単純X線画像では，低酸素血症をきたすほどの浸潤陰影のようには見えません。胸部CT画像では，両側下肺野に広範な浸潤陰影を認めます。

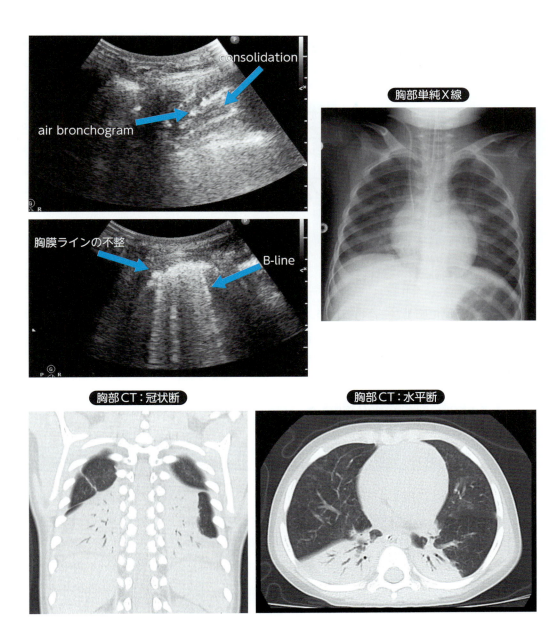

図1 » 急性呼吸不全

(福原信一, 櫻井淑男)

小児の肺エコー

Q67 小児における肺炎のフォローアップの実際を教えてください

A67

- 入院時に肺エコーを行った後，フォローとして1回目の肺エコーを5～7日目頃，2回目を10～14日目頃に実施
- 病変のサイズが減少していれば，改善傾向と判断，サイズが減少しない場合や胸水など他病変が出現する場合は，改善なし／悪化と判断
- その他，肺炎の病状が悪化する／改善がない場合には，適時肺エコーを行う

■ 解説

　入院時に，肺エコーによりconsolidationのサイズ，合併する胸水などの有無を評価します。病変のサイズの評価法は確立されていません。1つの方法としては，最大病変の縦径，横径，矢状径を測定し，その変化をみる方法があります。入院後にフォロー1回目として5～7日目頃，2回目として10～14日目頃に肺エコーを再度行い，consolidationのサイズに減少がみられるかどうか，合併病変の変化や新規の病変がないかどうかを評価します。肺炎が軽快傾向にあれば，病変のサイズは減少します。サイズが減少しない，胸水など他病変を伴う，または新しく出現する場合は，治療効果が不十分で改善なし，または，悪化していると判断します。また，肺炎の病状が悪化する，あるいは改善がない場合は適時肺エコーを行います。

　図1は急性呼吸不全のため入院となった症例です。入院時のエコーではconsolidationを認めるものの，胸水を含めてその他の病変は認めません（動画1）。胸部X線画像では，左背側に浸潤陰影を認めます。
　2日後の，低酸素血症悪化時の肺エコーでは異常所見を認めません。同日の胸部X線画像では，浸潤陰影が改善しています。臨床経過・身体所見と併せて，中枢気道の気道分泌物増加による呼吸状態の悪化と考えられ，吸入・吸引を行うことで改善しました。

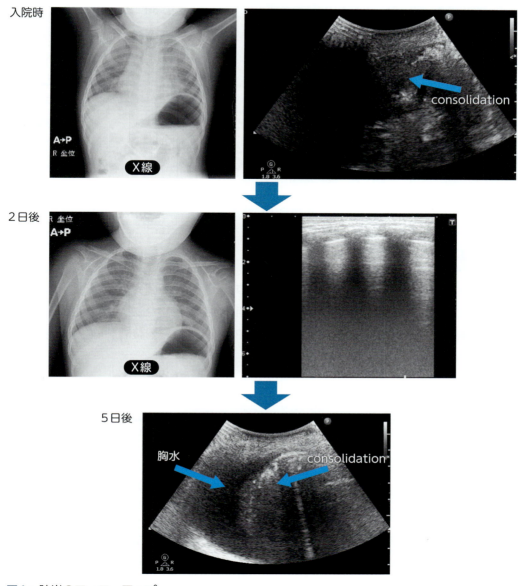

図1 » 肺炎のフォローアップ

　5日後，病状の改善が得られないため，再度肺エコーを行ったところ，consolidationに加え多量の胸水貯留を認めました．胸腔穿刺を行い，呼吸状態は改善しました．

（福原信一，櫻井淑男）

小児の肺エコー

Q68

慢性肺疾患のフォローアップに
エコーは有効ですか？

A68

● 超低出生体重児など慢性肺疾患を合併する場合，これまでは胸部X線写真で長期にフォローされていたが，放射線の長期，頻回の曝露が懸念されていた

● 慢性肺疾患の場合には，エコーによりB-lineが認められ長期フォローに有効と考えられる

■ 解　説

　一部のNICUでは，肺エコーを取り入れて肺疾患のフォローアップをしているところもありますが，肺エコーによる慢性肺疾患のフォローアップの有効性を明確に示すデータは今のところありません。

　当施設のデータとして，31名の慢性肺疾患の新生児に肺エコーをしたところ，26名にB-lineが認められ，その全例で胸部X線写真の異常が認められました。また，B-lineの認められなかった5名のうち4名で胸部X線写真は正常化していました。

■ 描出のコツ

　肺エコーの一般的な描写方法のように，肺野に直接プローブを当てた場合には，慢性肺疾患はどの肺野にもB-lineが認められます（図1B）。それ以外に，肝臓をエコーウィンドウとして肺野を下から覗き込むようにプローブを当てると，肝臓周辺にもB-lineが認められます（図1C）。

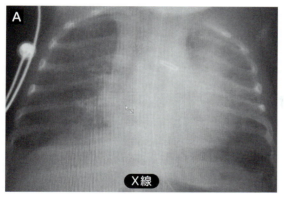
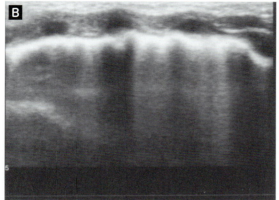
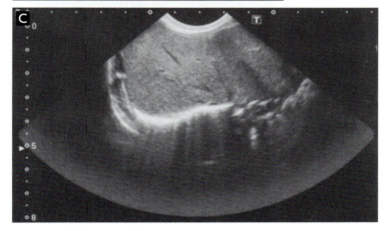

図1 » 慢性肺疾患

(福原信一,櫻井淑男)

肺エコーを含む
プロトコール

肺エコーを含むプロトコール

Q69
FAST, E-FASTとは何ですか？

A69

- FASTとは外傷初期診療において頻度の高い出血性ショックを検索する超音波手法
- 名前の通り，出血の有無を迅速に判断することが目標
- 腹腔内出血をモリソン窩，脾臓周囲，膀胱周囲でチェック
- 胸腔内出血（血胸）は両側胸腔で観察する
- 心嚢液貯留も閉塞性ショックの一環として必ず確認する
- E-FASTはもう1つの外傷性閉塞性ショックの原因となる気胸診断を加えたもの

■ 解　説

FAST

　外傷患者は初期対応を適切に行うことで転機を改善できることから，現在，『外傷初期診療ガイドラインJATEC』が策定され，国家試験でも問われる医師の常識と位置づけられています。見た目の派手さに惑わされることなく，まずは，気道・呼吸・循環・中枢神経・体温といった生理学的な異常をABCDEアプローチという系統的な検索により蘇生・建て直しをはかり，次いで解剖学的な損傷を見落としなく探していくものです。循環異常に関しては，外傷患者ではほぼ90％が出血に伴う循環血液量減少性ショックをきたすことから，外出血の圧迫止血，体腔内の出血に関しては初期輸液，輸血，経カテーテル動脈塞栓やダメージコントロール手術での対応がとられます。この時，体腔内の出血は超音波を用いれば一目瞭然であり，FAST（focused assessment with sonography for trauma）プロトコールが用いられます。FASTでは，血液の貯留しやすいモリソン窩，脾臓周囲，膀胱直腸窩，および両胸腔をチェックします。さらに，閉塞性ショックの原因となる心タンポナーデも併せて観察します。観察を系統立てるため，①心嚢，②モリソン窩＆右胸腔，③脾臓周囲＆左胸腔，④膀胱直腸窩，と4箇所

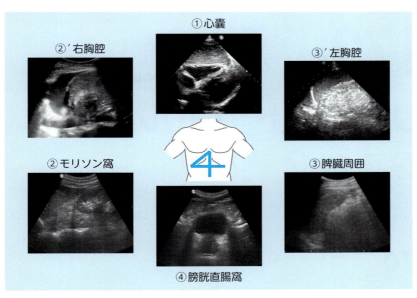

図1 » FASTでの必要描出像
心窩部に始まり，4の字になるように見落としなく胸腔・腹腔・心嚢の4箇所を迅速に観察し，体腔内のエコーフリースペースをもって「出血あり」と判断する。

を数字の4になるようにスキャンするのが標準的です（図1）。

E-FAST

　E-FASTとは，extended FASTという意味であり，同じく外傷でよくみられ，かつ呼吸のみならず循環にも異常をきたして閉塞性ショックを引き起こしうる"気胸・緊張性気胸"も，「どうせプローブを当てるのなら，併せてチェックしよう」というものです。

　もし，通常のFASTの過程において側胸部で気胸所見があれば，虚脱率は相応と考えられ，ドレーンの適応も考慮するべきでしょう。また，FASTの過程で気胸を疑うような所見がなければ，今後，気管挿管・陽圧換気などの治療過程で緊張性気胸に進展しうるような気胸がないかを探しておくつもりで，仰臥位で胸郭の最も高い位置から気胸検索を行うとよいでしょう。

　注意すべきは，FAST自体はあくまで循環動態の異常を検索して対応するためのスクリーニングツールである点です。バイタルサインに大きく影響しないような小さな気胸，たとえばX線で写らないようなoccult pneumothoraxを見つけるために時間を使うことは避けるべきです。ただし，超音波による気胸所見は，慣れてくれば比較的短時間で行えることもありますので，"ちょい当て"によって「気胸もありそうだね／なさそうだね」という診療上有益な情報を得ることは意味があると考えます。おそらく，肺エコーがもう少し浸透すれば，聴診と同じ程度の気軽さでプロトコール内に取り入れられてくるのではないでしょうか。

（鈴木昭広）

肺エコーを含むプロトコール

Q70
BLUEプロトコールとは何ですか？

A 70
- BLUEプロトコールとは急性呼吸不全のためのプロトコール（図1）

■解説

BLUEプロトコール内のプロファイル
　BLUEプロトコールとは，Lichtensteinらが提唱した肺エコーによる呼吸不全への診断プロトコールであり，bedside lung ultrasound in emergencyの頭文字をとってBLUEと名づけられています[1]。このプロトコールは図1の通り，まずはlung slidingの有無をみて，どのプロファイルに該当するかを考えます。

BLUEプロトコールの進め方
　まず，A/BまたはCのプロファイルでは，lung slidingの有無にかかわらず肺炎を考えます。Cのように浸潤影（consolidation）が描出できた場合は言うまでもありませんが，A/Bのように片側にだけB-lineが目立つ場合は，肺炎により肺の間質の含有水分量が上昇していることを想定しています。

　A/BまたはCのプロファイルがみられなかった場合は，lung slidingの有無で考えていきます。lung slidingが見えて，かつBのプロファイルでは肺水腫ということになります。ただし，この時に心原性肺水腫であるか，非心原性肺水腫であるかの判断まではできません。Aのプロファイルがみられた場合は，深部静脈血栓症（deep venous thrombosis：DVT）のアセスメントに進み，肺塞栓の可能性を検討します。もしDVTの所見がなければ，PLAPSの所見を側胸部背側（PLAPS-point☞Q9）で探しにいきます。ここでPLAPSの所見がみられなければ，COPD増悪や気管支喘息を考えます。

　lung slidingがない場合は，A′またはB′のどちらのプロファイルに該当するかを考えます。B′の場合は胸膜への炎症の波及でlung slidingが消失したと想定し，肺炎の

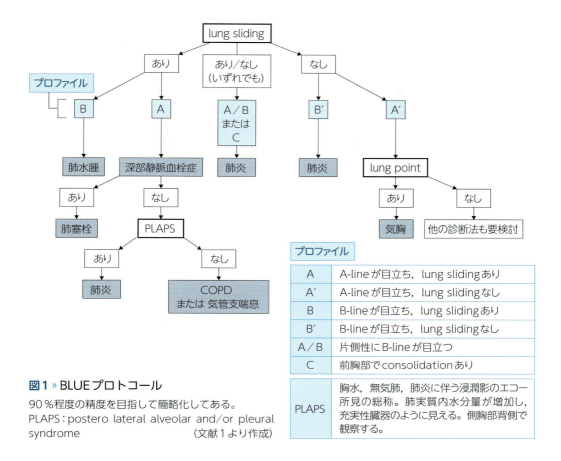

図1 » BLUE プロトコール
90％程度の精度を目指して簡略化してある。
PLAPS：postero lateral alveolar and/or pleural syndrome　　　（文献1より作成）

可能性を考えます。A'であった場合は，気胸の可能性を考えてlung pointを探しにいきます。この所見が得られれば気胸確定です。得られなかった場合は，再度，別の診断を検討します。

BLUE プロトコールの意義

　このプロトコールは，診断がついた呼吸不全・ICU患者260人の肺エコーの所見をもとに考案されました。ただし稀な疾患は除外されており，疾病の内訳は，肺炎（32％），COPD（18％），肺水腫（24％），重症喘息（13％），肺塞栓（8％），気胸（4％）でした。よって，このプロトコールを使う際は，稀な疾患も含めて正確な診断をつけていくのではなく"主要疾患に対し的を外さない程度のプロトコール"と考えておくほうが無難です。Lichtensteinらも論文中で「100％の正確な診断をめざしているのではなく，90％以上の正確性をめざして単純化した」と述べています。

文献

1) Lichtenstein DA：BLUE-protocol and FALLS-protocol: two applications of lung ultrasound in the critically ill. Chest. 2015；147(6)：1659-1670.

（吉田拓生）

肺エコーを含むプロトコール

Q71 FALLSプロトコールとは何ですか？

A71

- FALLSプロトコールとは循環不全に対するプロトコール（図1）
- 過剰輸液の可能性を肺エコーでアセスメントする
- 肺エコー中心だが，ごく簡単な心エコーも含む

■ 解説

FALLSプロトコールとは

　FALLSとは，fluid administration limited by lung sonographyの頭文字を取って名づけられています。循環不全の病態解明のためのプロトコールで，BLUEプロトコール（☞Q70）の作成者であるLichtensteinらによって提唱されました[1]。その名の通り，肺エコーをガイドに輸液投与をどうするかの指針を与えてくれるプロトコールでもあります。BLUEプロトコールに簡単な心エコーを組み合わせたもの，と考えてください（図1）。

FALLSプロトコールの進め方

　まず，閉塞性ショック，心原性ショックを除外することから始めます。心エコーで右心拡大（→肺塞栓？）もしくは心囊液貯留（→心タンポナーデ？）の有無を確認し，加えてBLUEプロトコールのA'プロファイル（A-lineが目立ち，lung slidingなし→気胸？）を検討します。

　閉塞性ショックが除外できたら，次はBプロファイル（B-lineが目立ち，lung slidingあり）を確認します。その所見があれば心原性ショックを想定し，なければ心原性ショック除外として次のステップに進みます。Aプロファイル（A-lineが目立ち，lung slidingあり）と判断できれば輸液投与してよい状態と考えます。輸液投与した結果，循環動態改善の徴候がありAプロファイルが変わらずのままであれば，循環血液

閉塞性ショックを除外

- 心エコー：心タンポナーデ，右室拡張
- BLUE プロトコール：気胸 (A′プロファイル)

心原性ショックを除外

- BLUE プロトコール：肺水腫 (B プロファイル)

循環血液量減少性ショックを除外	(A プロファイル)

- 輸液投与でショック改善の徴候あり

分布異常性ショック (敗血症性ショックが多い)

- 輸液投与で循環改善できず，最終的には B プロファイルも出現

図1 » FALLS プロトコール　　　　　　　　　　　（文献1より作成）

量減少性ショックと考えます。もし輸液投与しても循環動態の改善がなく，さらにはB
プロファイルが出現してきてしまうようであれば，分布異常性ショックの検討を行いま
す。頻度としては，特に，敗血症性ショックを念頭に置くことが大切です。また，輸液
投与している途中でBプロファイルが出現し始めた場合は，そこを輸液の終了のタイミ
ングと考えます。

FALLS プロトコールの意義

　昨今，集中治療領域で過剰輸液と予後悪化の関連性は話題になっている事項ですが，
このプロトコールの背景には「過剰輸液を防ごう」という狙いがあります。また，心エ
コーが描出できない症例や，心エコーに比べて習得が容易な肺エコーを中心に据えてい
る点もこのプロトコールの特徴です。ただし，このプロトコール自体は提唱されてから
日も浅く，その妥当性はまだ評価されていません。BLUEプロトコールと同様"緊急時
に大枠を外さないためのプロトコール"というとらえ方が無難でしょう。

文　献

1)　Lichtenstein DA：BLUE-protocol and FALLS-protocol: two applications of lung ultrasound in
　　the critically ill. Chest. 2015；147(6)：1659-1670.

（吉田拓生）

肺エコーを含むプロトコール

Q72

SESAMEプロトコールとは何ですか？

A 72

- SESAMEとはsequential echographic scanning assessing mechanism or origin of severe shock of indistinct cause（SESAMOOSSIC，原因不明の重度ショックの機序と原因を連続的エコースキャンによって解析するプロトコール）を略した用語
- 心停止に伴う患者の原因検索に，BLUEプロトコール（☞Q70），およびFALLSプロトコール（☞Q71）を組み合わせたもの
- 心停止患者対象なので，心肺蘇生（cardiopulmonary resuscitation：CPR）を続けながらエコーを当てていかなければならないが，胸骨圧迫を止めなければ描出できないエコー箇所もプロトコールでは明記されている

■ 解　説

　肺エコーの大御所Lichtensteinらが考案したプロトコールです[1~3]。外傷，小児，ICUでの状況では少し込み入った観察が求められます[1]が，ここでは最も単純化されたもののみ**図1**[3]を参照しながら紹介していきます。

ステップ1：肺をみる

　すべての臓器の中で，まず肺を優先して観察し，5秒で全体像を把握します。まず肺をみることで，心停止の原因の中でも可逆的で介入可能な気胸がわかります。BLUEプロトコールのA´プロファイル，すなわちA-line（＋）でlung sliding（－）かを判断します。心停止という切迫した状況であるためエコーを当てる場所は1箇所（lower BLUE-point☞Q9）だけでよく，時間がかかるlung pointを探す必要はありません。気胸が疑わしいが確信が持てなければ打診で鼓音を確認すれば十分で，蘇生を継続しながら穿刺脱気処置を行います。

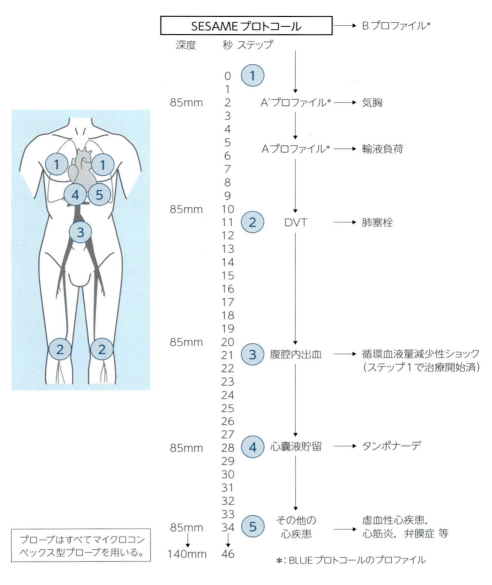

図1 » SESAMEプロトコールの読み方

時系列（秒）とステップ1〜5が記されている。各ステップでどのような病態をみて、それぞれどのショック病態につながるのかをみる。
プローブを当てる部位は、
ステップ2〜4：胸骨圧迫を続けながらエコーができる箇所
ステップ1，5：胸骨圧迫を中断しなければできない箇所
どのステップでも、深度はほぼ85mmと決まっているが、心臓エコーを詳細にみるため、最後のステップ5のみ140mmまで深度を深くする。

（文献3より作成）

もしA-lineに加えてlung slidingを認めれば，Aプロファイルとなります。Aプロファイルを認めることは，輸液してよい根拠となり，低容量による心停止の診断的治療を兼ねて輸液も開始します。逆に，lung rocketのような多発B-lineを認める場合，輸液療法は最初の治療オプションとは考えません。さて，Aプロファイルであれば次に肺塞栓（pulmonary embolism：PE）を疑い，ステップ2の静脈チェックに移行します。肺塞栓は，緊張性気胸より心停止の原因として多いと言われています[2]。

ステップ2：静脈をみる

次に，下腿での血栓有無を確認します。V-point（☞Q9）と呼ばれる，大腿内側で膝蓋骨より膝蓋骨1個分，頭側の大腿動静脈にプローブを当てて血栓の有無を確認します。やはり，心停止の緊急事態としてこの1点のみで判断します。左右に関しては，Lichtensteinらの調査では右側に多いため，右からを勧めています（ただし，熟練者はヒラメ静脈からみるべきとされます）。もし血栓があれば肺塞栓と診断しますが，ない場合にも否定はせず，結論は後のステップ（右肺動脈内の血栓）に持ち越されます。

ステップ3：腹部をみる

循環血液量の減少が，当然，心停止の原因となりえます。プローブを腹部まで戻し，腹腔内出血の有無を確認します。具体的には腹腔内でのエコーフリースペース，胃や腸管内の大量液体貯留の有無，下大静脈の虚脱はあるのか否か，さらに，肝臓，脾臓，膀胱，ダグラス窩など，FASTプロトコール（☞Q69）を活用してください。

ステップ4：心嚢をみる（胸骨圧迫は通常中止の必要なし）

次は，心タンポナーデの確認です。既に，閉塞性ショックのうちの緊張性気胸は否定されています。心窩部アプローチで仰臥位のままで行えます。マイクロコンベックス型プローブはセクタ型プローブ同様，心エコーとして使えるだけでなく，針の描出に優れるのでそのまま心嚢穿刺を行うことも可能です。

ステップ5：心臓をみる（場合により胸骨圧迫中止を伴う）

最後は，経胸壁心エコー（transthoracic echocardiography：TTE）で，その他の心原性の原因を検索します。治療介入しやすい気胸，肺塞栓，低容量，心タンポナーデが否定されていれば心臓を観察します。心窩部から深度を変えても心臓全体を観察できなければ胸骨圧迫中断のデメリットと，良いウィンドウを得ることのメリットを考慮して観察を続けるかどうか判断します。どうしても良いビューが得られなければ心臓は諦めて，図1には記載していませんが"ステップ6"に進みます。

"ステップ6"：本来のプロトコールにはない，その他の原因検索

SESAMEプロトコールの目的は，短時間で迅速に介入し治療につながる原因の検索を探すことでした。これまでの手順で原因が特定できなければ，その他の原因検索を行います。たとえば視神経鞘を観察して脳出血の可能性を探る，胸骨切痕から大動脈弓とそれに囲まれた右肺動脈内の血栓を探す，利用可能なら経食道エコーで心臓

を観察する，などです。当然shockable rhythmなどへの対応は通常のadvanced cardiopulmonary life supportとして実施します。

■ 描出のコツ

　胸骨圧迫をしながらのエコー検査プロトコールなので，観察できるポイントとできないポイントがあります。図1に示したように，ステップ1と5は胸骨圧迫を中断しないと描出できません。ただし，いかなる時でもCPRを続けることが最優先となります。エコー描出に夢中になり，CPRが長く中断されることは本末転倒です。

■ ピットフォール

　CPR中なので，エコー描出は時間との勝負です。エコー本体やカートの大きさは機動性に大きく影響します。また，エコーの立ち上がり時間や設定が煩雑な機器もSESAMEプロトコールには向いていません。また，患者に極端な肥満がある場合などはやはり胸部や下腿部での描出に手間取るので，このプロトコール実施は難しくなると思われます。

文　献

1) Lichtenstein D:Lung ultrasound as the first step of management of cardiac arrest: SESAME protocol. Lung Ultrasound in the Critically Ill. Springer, 2016, p271-74, 303.
2) Lichtenstein D, et al:Critical care ultrasound in cardiac arrest. Technological requirements for performing the SESAME-protocol--a holistic approach. Anaesthesiol Intensive Ther. 2015;47(5):471-81.
3) Lichtenstein D:How can the use of lung ultrasound in cardiac arrest make ultrasounda holistic discipline. The example of the SESAME-protocol. Med Ultrason. 2014;16(3):252-5.

（小高光晴）

■ コラム

肺エコーを手軽に学べる講習会

　超音波の講習会には，心エコー，腹部エコー，頸動脈エコー，下肢静脈エコーなど数多くあるものの，"肺エコー"の講習会はかつてわが国にはほとんど存在していませんでした。筆者が理事長を努めるABCD sonography[*1]は，気道，呼吸，循環，中枢神経異常などの生理学的な異常に対する超音波アプローチを試みる教育団体であり，2014年より気道エコー (Airway)，肺エコー (Breathing)，心エコー (Circulation)，視神経鞘や頸動脈 (Dysfunction of central nerve system)，下肢静脈血栓 (Deep vein thrombosis) など，ABCDになぞらえた超音波講習会を全国で展開しています。

　ヨーロッパでは，同じコンセプトを持つ超音波教育団体USabcd[*2]が既にデンマークに存在しています。ABCD sonographyは全国から有志を募り，東京女子医科大学集中治療科の野村岳志教授らとともに，USabcdで行われた肺と心エコーの講習会に参加しました。事前のeラーニングで知識の整理をした上で，講習会当日は簡単な知識の振り返りにとどめましたが，描出中心のハンズオンワークショップを実施する同団体の活動に賛同し，eラーニングを日本語訳して提供し，同じようなスタイルでのハンズオンワークショップを開催することにこぎつけました。

　スライドなどの教材を含め，初回は日本語訳で対応したものの，「日本は日本の状況にあわせて修正を加えてかまわない」ということだったので，わが国の実情とニーズに合うように修正し，さらに，気道，眼球，深部静脈血栓症 (DVT) や頸動脈などの新しいコンテンツを加えて現在に至っています。

　肺エコーは，ほかに学べる場がないことからも特に人気が高く，2014年11月より3年ほど経過した2017年8月の時点で，肺エコー36回，心エコー19回，気道20回，眼球10回という開催実績を誇ります。おそらく全国でも，肺エコーに関してこれだけの実績を持つハンズオン団体は存在していないと思います。ちなみに初回には，USabcd創立者であり，心エコーのポイントオブケア超音波の先がけとして"FATEプロトコール"を作成したErik Sloth先生をデンマークよりお招きしました。

　ABCD sonographyでは，インターネット上でプレテストを受けた後にeラーニング (所要時間4時間程度，160枚のスライドに相当) を受講し，ポストテストを受けた状態でハンズオンに参加してもらいます。ハンズオン自体は3〜4時間程度で終わるのですが，気道エコーや頸動脈エコーなどを組み合わせると6時間までのコースとなります。デンマークでは，肺エコーとFASTプロトコールを合わせた構成となっていますが，わが国ではFASTは広く普及していること，主に『外傷初期診療ガイドラインJATEC』で教育が行われていることから割愛し，他の項目を充実させることとしました。受講料金は2万5000円〜3万円で

す。ほぼ同じ内容のものをヨーロッパで受講すると，490ユーロと10万円に近いことを考えれば，いかにリーズナブルかがご理解頂けるものと思います。

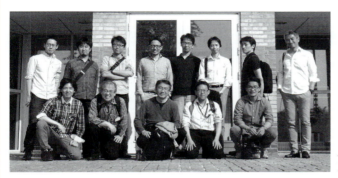

ABCD sonographyの立ち上げメンバー

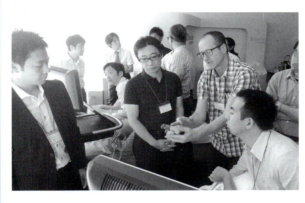

ABCD sonographyのハンズオンワークショップの様子

参考

＊1：[http://abcd-sonography.org/]
ABCD sonographyのウェブサイトでは，コースの開催状況が随時アップデートされている。

＊2：[http://usabcd.org/]
USabcdのウェブサイトでは，コース案内のほかeラーニングのみの受講もできる。また，ABCD sonography関連メンバーがeラーニングコンテンツの和訳を担当している。無料eラーニングコンテンツとして，超音波ガイド下末梢静脈穿刺術なども公開されている。

（鈴木昭広）

索 引

欧 文

A

air bronchogram **77, 175**

ARDS **110**

B

B-FLOW **153**

B-line **84, 175, 184**

BLUE-point **22**

C

comet tail artifact **50, 67, 84**

compound imaging **103**

consolidation **175, 178, 180**

COPD **190**

F

focal B-lines **105, 107**

fused B-lines **101**

G

ground glass rockets **69**

H

hematocrit sign **124**

I

interpolation algorithm **103**

L

lung point **83, 90**

lung pulse **84**

lung rockets **65**

lung sliding **84**

M

mutiple B-lines **65**

P

plankton sign **124, 172**

PLAPS **102, 190**

PLAPS-point **22**

pre-post processing **103**

R

ring-down artifact **67**

S

safe triangle **127**

seashore sign **86**

septal rockets **69**

shred sign **102**

sonographic interstitial syndrome **65, 104**

spared area **107**

spine sign **146**

stratosphere sign **172**

T

tissue harmonic imaging **103**

tissue-like sign **76, 102**

V

VAN **43**

V-point **23**

W

white lung **107**

Z

ZOA **134**

和　文

あ
悪性胸膜中皮腫　151

え
エコーフリースペース　76, 118, 124

お
音響陰影　37
音響インピーダンス　9

か
カラードプラ　153
間質　112
間質症候群 ☞ sonographic interstitial
　　syndrome

き
気管支喘息　190
気胸　172
胸水　151
胸膜エコーコンプレックス　38
胸膜ライン　38
鏡面反射　36

く
グリップ　20
屈折　9

け
減衰　9

こ
広背筋断裂　148
後方増強　37
後腋窩線　98

さ
サイドローブ　37

し
心原性肺水腫　109
浸潤性粘液腺癌　166
深部静脈血栓症　190

せ
前腋窩線　98

そ
ソナゾイド®　159

た
多重反射　36
大葉性肺炎　108

ち
超音波ガイド下胸腔穿刺　44

て
転移性胸膜腫瘍　152
伝搬速度　9

な
内胸動静脈　47

の
膿胸　172

は
パワードプラ　153
肺悪性リンパ腫　158
肺炎　154, 164, 191
肺癌　154, 166
肺結核　164
肺梗塞　164
肺腺癌　154
肺膿瘍　148, 164
肺扁平上皮癌　151, 160
反射　9

ふ
ブラ　91

へ
ペルフルブタン　159
ペンホールド　20

ほ
傍胸骨ライン　98

む
無気肺　151

り
リピッドレスキュー　80

索引

201

編者略歴

鈴木昭広（すずき あきひろ）

東京慈恵会医科大学 麻酔科学講座 教授

1992年3月　旭川医科大学卒業
1992年4月　旭川医科大学 麻酔・蘇生学講座
1992年8月　市中病院で研鑽
1997年4月　旭川医科大学 麻酔・蘇生学講座に戻る
1999年5月　Department of Anesthesiology, Medical College of Wisconsin Research fellow
2001年9月より, 旭川医科大学 麻酔・蘇生学講座, 救急医学講座講師, 救命救急センター副センター長などを経て
2012年8月　旭川医科大学 麻酔・蘇生学講座 准教授
2016年1月　東京慈恵会医科大学 麻酔科学講座 准教授
2017年1月より現職

麻酔科指導医, 蘇生学会指導医, ペインクリニック認定医, 救急医学会専門医, 集中治療医学会専門医, 航空医療学会認定指導者, 日本DMAT統括隊員, ICD認定医

興味分野は, 気道管理, 超音波, 医療安全, 感染制御。近年は特に, 麻酔を通じた初期研修医指導に力を入れている。

肺エコーのABC ～肺は超音波で聴け！～

定価（本体5,000円＋税）

2018年9月28日　　第1版

■編著者　鈴木昭広
■発行者　梅澤俊彦
■発行所　日本医事新報社
　　　　　〒101-8718　東京都千代田区神田駿河台2-9
　　　　　電話　03-3292-1555（販売）・1557（編集）
　　　　　www.jmedj.co.jp
　　　　　振替口座　00100-3-25171
■印　刷　日経印刷株式会社

©鈴木昭広　2018　Printed in Japan

ISBN978-4-7849-4783-6　C3047　¥5000E

• 本書の複製権・翻訳権・上映権・譲渡権・公衆送信権（送信可能化権を含む）は（株）日本医事新報社が保有します。

JCOPY　〈（社）出版者著作権管理機構 委託出版物〉

本書の無断複写は著作権法上での例外を除き禁じられています。複写される場合は, そのつど事前に, （社）出版者著作権管理機構（電話 03-3513-6969, FAX 03-3513-6979, e-mail:info@jcopy.or.jp）の許諾を得てください。

電子版のご利用方法

巻末の袋とじに記載されたシリアルナンバーで，本書の電子版を利用することができます。

手順①：日本医事新報社Webサイトにて会員登録（無料）をお願い致します。
（既に会員登録をしている方は手順②へ）

日本医事新報社Webサイトの「Web医事新報かんたん登録ガイド」でより詳細な手順をご覧頂けます。
www.jmedj.co.jp/files/news/20170221%20guide.pdf

手順②：登録後「マイページ」に移動してください。
www.jmedj.co.jp/mypage/

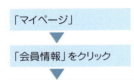

「マイページ」
↓
「会員情報」をクリック
↓
「会員情報」ページ上部の「変更する」ボタンをクリック
↓
「会員情報変更」ページ下部の「会員限定コンテンツ」欄にシリアルナンバーを入力
↓
「確認画面へ」をクリック
↓
「変更する」をクリック

会員登録（無料）の手順

1 日本医事新報社Webサイト（www.jmedj.co.jp）右上の「会員登録」をクリックしてください。

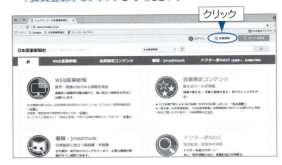

2 サイト利用規約をご確認の上（1）「同意する」にチェックを入れ，（2）「会員登録する」をクリックしてください。

3 （1）ご登録用のメールアドレスを入力し，（2）「送信」をクリックしてください。登録したメールアドレスに確認メールが届きます。

4 確認メールに示されたURL（Webサイトのアドレス）をクリックしてください。

5 会員本登録の画面が開きますので，新規の方は一番下の「会員登録」をクリックしてください。

6 会員情報入力の画面が開きますので，（1）必要事項を入力し，（2）「（サイト利用規約に）同意する」にチェックを入れ，（3）「確認画面へ」をクリックしてください。

7 会員情報確認の画面で入力した情報に誤りがないかご確認の上，「登録する」をクリックしてください。